Leitfaden

für die

Chirurgische Krankenpflege.

Leitfaden

für die

Chirurgische Krankenpflege

von

Dr. med. **John Blumberg**
Dorpat

Mit einem Vorwort des
Geh. Med.-Rat Prof. Dr. **O. Hildebrand** in Berlin

Mit 54 Abbildungen

Zweite verbesserte Auflage

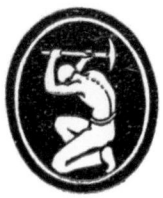

Springer-Verlag Berlin Heidelberg GmbH 1921

ISBN 978-3-662-29809-1   ISBN 978-3-662-29953-1 (eBook)
DOI 10.1007/978-3-662-29953-1

Nachdruck verboten.
Übersetzungsrecht in alle Sprachen vorbehalten.

Copyright by Springer-Verlag Berlin Heidelberg 1921
Ursprünglich erschienen bei J.F. Bergmann 1921
Softcover reprint of the hardcover 2nd edition 1921

Vorwort zur ersten Auflage.

Je grösser die Leistungen, je umfassender das Gebiet der operativen Chirurgie wird, um so grösser werden auch die Anforderungen an das chirurgische Pflegepersonal. Schon zum Gelingen der Operationen ist vieles nötig, das in die Hand der Schwester gelegt ist. Wenn auch oft mit der Operation das Schicksal des Patienten entschieden ist, so kann doch auch nach gelungener Operation oft gute Beobachtung und aufmerksame Pflege des Kranken dem Arzte frühzeitig Anhaltspunkte zum Erkennen von irgendwelchen Störungen im Verlaufe bieten, die für die weitere Behandlung und damit den weiteren Verlauf von einschneidender Bedeutung sind. Und wie kann eine gut geleitete, sachkundige Pflege dem leidenden Kranken sein Schicksal mildern und ihm manches erleichtern. Vieles davon ist Sache des Talentes, der natürlichen Anlage. Vieles aber muss gelernt werden und eine gediegene Grundlage des Wissens und der praktischen Übung ist für alle nötig. In diesem Sinne gibt Herr Dr. Blumberg in dem vorliegenden Buche den Schwestern und Krankenpflegern eine vortreffliche Anleitung für die chirurgische Krankenpflege, die auf Schritt und Tritt die solide Basis der eigenen grossen Erfahrung erkennen lässt. Es ist dringend zu wünschen, dass das Buch wegen seiner grossen Einfachheit und Klarheit, seiner Deutlichkeit und Bestimmtheit sich viele Freunde erwirbt.

Prof. Dr. O. Hildebrand,
Geh. Med.-Rat, Berlin.

Vorwort zur zweiten Auflage.

Obwohl der Leitfaden schon zu Beginn des Weltkrieges vergriffen war, konnte die Herstellung der neuen Auflage erst jetzt erfolgen.

Verschiedene geplante Änderungen mussten jedoch mit Rücksicht auf die gegenwärtigen Verhältnisse für die nächste Auflage zurückgestellt werden.

Der Verfasser.

Inhaltsverzeichnis.

	Seite
Allgemeine Bemerkungen für Krankenpfleger	1

I.

	Seite
Das Krankenzimmer	5
Das Bett	8
Der Nachttisch und die übrigen Gegenstände	9

II.

	Seite
Die Pflege der Kranken	11
Temperatur	11
Puls	13
Atmung	13
Stuhlgang	14
Entleerung der Harnblase	15
Reinigung der Mundhöhle usw.	18
Wechsel der Leibwäsche	19
Wechsel der Bettwäsche	20
Heben und Tragen der Patienten	22
Lagern der Patienten	25
Über das Durchliegen (Dekubitus)	30
Luft- und Wasserringe	30
Wassermatratzen	31
Stellung des Bettes usw.	32
Hilfeleistungen beim Aufstehen, beim Gehen auf Krücken usw.	33
Vorbereitung des Patienten für die Narkose und nachherige Pflege	38
Ohnmacht, Schwitzen usw.	39
Die Ernährung	40

III.

	Seite
Die Hilfeleistungen während der ärztlichen Visite und Ausführungen der Verordnungen	43
Hilfeleistung beim Untersuchen des Kranken	43
Sterilisation der nötigen Instrumente	44

		Seite
Vorbereitung der Verbandstoffe		44
Waschvorrichtung		44
Eingeben der Medikamente		45
Einspritzungen unter die Haut		46
Infusion physiologischer Kochsalzlösung		49
Lavements		49
Ernährung mittelst Magensonde		50
Magenausspülung		52
Ernährung durch die Magenfistel		52
Pflege des Patienten nach einer Tracheotomie, Intubation usw.		53
Eisbeutel und Kühlschlange		55
Kompressen		56
Kataplasmen		56
Anwendung der Heissluftapparate		57
Stauungshyperämie und Saugmethode		57
Bäder		58

IV.

Die Vorbereitungen zu den Operationen	59
Antisepsis und Asepsis	59
Verbandstoffe, Wäsche, Handschuhe usw.	61
Sterilisationsapparate	62
Seide	63
Bürsten, Seife	64
Instrumente	65

V.

Der Operationssaal	74
Die Narkose	74
Vorbereitungen	76
Leitung der Narkose	77
Handgriffe bei Zufällen während der Narkose	81
Forttragen der Kranken nach der Narkose	88
Die Anästhesie	89
Das Reinigen der Hände, Anziehen des Mantels, der Handschuhe usw.	89
Die Desinfektion des Operationsfeldes	93
Die Lage des Patienten während einer Operation	95
Das Reichen der Instrumente und des Nahtmateriales	99
Das Assistieren in der Wunde	103
Das Reinigen der Instrumente etc. nach Operationen	106
Die Vorbereitungen zu einer Operation im Privathause	107
Die Pflege der Hände	108

VI.
Die Aufgaben der Schwester beim Wechseln der Verbände . . 110
    Die Vorbereitungen zum Verbandwechsel 111
    Wie Patienten beim Verbandwechsel zu halten sind 111
    Wie die Schwester kleinere Verbände selbständig machen soll 115

VII.
Das Anlegen der Binden 119

VIII.
Die erste Hilfe in Notfällen 128

IX.
Der Transport von Kranken 132

Allgemeine Bemerkungen für Krankenpfleger.

Der Krankenpflege sollen sich nur geistig wie körperlich normale und kräftige Menschen widmen. Solche, die einen launischen und verdriesslichen Charakter besitzen, eignen sich nicht für diesen schweren Beruf, der ein stets freundliches Wesen, Mitgefühl, Güte, Ruhe und vor allen Dingen viel Geduld erfordert. Äusserlich sichtbare Verunstaltungen oder Missbildungen sind als Hindernis für diese Art von Betätigung zu betrachten.

Ausser den angeführten Eigenschaften muss der Krankenpfleger noch ein scharfes Gehör, gute Augen, einen feinen Geruchssinn und auch eine deutliche Sprache haben.

Dem ganzen Wesen und Gemüte nach qualifizieren sich im allgemeinen Männer zur Pflege von Kranken weniger, als Frauen. Somit gelten auch nachstehende Ratschläge und Hinweise vornehmlich letzteren.

Die barmherzige Schwester hat schon durch ihr Äusseres zu bekunden, dass sie reinlich, schlicht und ordentlich ist. Sie soll keine Kleider aus Wolle und Seide tragen, sondern solche, die aus einfachem, leicht waschbarem Lein- oder Baumwollstoffe hergestellt sind. Die Röcke müssen so kurz sein, dass sie den Fussboden nicht berühren und die Ärmel derart, dass sie sich bei schmutziger Arbeit bis über die Ellenbogen zurückschlagen lassen. Das Schuhwerk darf beim Gehen kein Geräusch verursachen. Das Haar soll möglichst einfach aufgesteckt werden. Der Gebrauch von Parfüms ist unstatthaft, ebenso das Tragen von Schmuckgegenständen. Überhaupt muss alles, was irgendwie auffallen könnte, vermieden werden.

Die Hände und Nägel sind peinlichst sauber zu halten, desgleichen auch die Zähne, damit aus dem Munde absolut kein Geruch wahrzunehmen sei (da Verstopfung auch einen üblen Geruch verursacht, sorge die Schwester für regelmässigen Stuhlgang). Wer zum Schwitzen neigt, wasche sich täglich mit Seife (Füsse und Achselhöhle) und gebrauche ständig Mittel, die die Sekretion resp. den Geruch beseitigen; besonders störend ist der Handschweiss, und Pflegerinnen, die daran leiden, dürfen jedenfalls nicht bei Operationen behilflich sein.

Bei der Ausübung ihrer Pflichten soll die Schwester stets Ruhe bewahren, zielbewusst und rasch handeln, nicht geschäftig und unnütz umherlaufen, leise durch die Türen gehen und nicht viel und laut reden. Etwaige Unschlüssigkeit oder Aufregung lasse sie sich niemals anmerken; erschrecke den Patienten nicht durch plötzliches Erscheinen; vermeide jede brüske Bewegung und fasse ihn möglichst schonend an. Ferner muss sie das nötige Taktgefühl besitzen, um nie den Patienten in seinem Schamgefühle zu verletzen.

Beim Sprechen stelle sich die Schwester so hin, dass der Kranke sie, ohne den Kopf drehen zu müssen, sehen kann. Sie rede, wie schon bemerkt, nicht mit erhobener Stimme, aber auch nicht so leise, dass sie dabei undeutlich wird; vermeide jede lange oder aufregende Unterhaltung und belästige den Kranken nicht mit ihren eigenen Privatangelegenheiten. Falls es der Zustand des Kranken gestattet, kann sie ihm etwas Geeignetes, leicht Erheiterndes vorlesen, doch immer mit genügend langen Unterbrechungen. Liest Patient selbst, so achte sie darauf, dass er sich nicht übermüde und dass das Licht stets von der richtigen Seite auf die Schrift falle.

Besucher lasse sie nur dann zu, wenn der Arzt es gestattet hat. Sollte das Gespräch jedoch auf den Kranken aufregend und ermüdend wirken, so fordere sie den Gast auf, fortzugehen. Ferner ist es nicht wünschenswert, dass der Patient mehrere Personen zugleich oder viele hintereinander empfange. Die Schwester hat eben dafür zu sorgen, dass er in seiner Ruhe nicht gestört werde. Jede Aufregung kann Herzklopfen verursachen, Temperaturerhöhung bedingen, selbst eine schlaflose Nacht kosten usw., daher soll man auch dem Kranken nie eine sog. Surprise bereiten, sondern den Besuch immer erst vorher anmelden.

Durch Widerspruch wird der Patient gewöhnlich gereizt, deshalb erfülle man seine berechtigten Wünsche und Forderungen sofort; sollte er aber gegen die Vorschriften des Arztes handeln, oder etwas verlangen, was ihm schaden könnte, so trete man dagegen mit genügender Bestimmtheit auf.

Schwerkranke soll man nie allein lassen; muss die Schwester das Zimmer aber auf einige Augenblicke verlassen, so teile sie das dem Patienten jedenfalls mit.

Schläft der Patient, so darf er nicht geweckt werden, es sei denn, dass der Arzt das ausdrücklich angeordnet hätte.

Über den Zustand des Kranken spreche die Schwester mit Bekannten und Freunden niemals; hat sie aber dem Arzte etwas mitzuteilen, so tue sie das nicht in Gegenwart des Patienten, auch nicht im Flüstertone hinter der Türe des Krankenzimmers, sondern in einem weiter abgelegenen Raume.

Als selbstverständlich ist vorauszusetzen, dass die Schwester alle Anordnungen des Arztes genau und pünktlich erfüllt, in keiner Weise das Zutrauen des Patienten zu untergraben versucht, keine sogenannten gutgemeinten Ratschläge erteilt usw.

Es gehört überhaupt vieles dazu, um allen Anforderungen, die man an eine gute Schwester stellt, zu genügen. Alles lässt sich aber nicht lehren resp. erlernen — es muss sozusagen angeboren sein, wie z. B. das Taktgefühl, das einen in jedem speziellen Falle oft erst das Richtige finden lässt. Bei der Pflege chirurgischer Kranker spielen noch insbesondere Geistesgegenwart und praktischer Sinn eine bedeutende Rolle.

Nachdem die Pflichten, die einer barmherzigen Schwester obliegen, aufgezählt worden sind, soll aber auch hervorgehoben werden, dass ihr bestimmte Rechte zukommen, die der Arzt vornehmlich in der Privatpraxis zu wahren und zu vertreten hat. Für die Anstaltsschwester sind sowohl Arbeits- als Erholungsstunden genau festgesetzt, wogegen für die Privatpflegerin keine Normen existieren. Sie wird meist erst dann gerufen, wenn es sich um einen schwer zu wartenden Kranken handelt, und muss oft Tag und Nacht ohne Unterbrechung angestrengt arbeiten. Eine derartige körperliche wie seelische Anspannung kann aber niemand auf die Dauer ertragen, mögen das hingebende Pflichtgefühl und der Wunsch, die Leiden der Mitmenschen zu mildern, auch noch so stark sein. — Es hat also der behandelnde Arzt darüber zu wachen, dass der Schwester kräftige, gute Kost verabreicht, hinreichend Zeit zum Schlafen und Erholen gewährt werde etc. etc.

Ausserdem kommt noch hinzu, dass oft der Patient selbst oder die Angehörigen unbillige Forderungen an die Leistungsfähigkeit der Pflegerin stellen; auch dann ist es die Pflicht des Arztes, die Schwester davor zu schützen und bei eingetretenen Differenzen ihr Beistand zu leisten.

I.

Das Krankenzimmer. — Das Bett. — Der Nachttisch und die übrigen Gegenstände.

In der Privatpflege hat die Schwester im allgemeinen recht selbständig zu handeln; sie soll mitunter ein passendes Krankenzimmer auswählen, muss verstehen, es den Verhältnissen entsprechend einzurichten, muss auf die Ventilation und richtige Heizung acht geben, ja nicht selten die vorgeschriebene Kost selbst zubereiten etc. Es mögen somit für die Tätigkeit im Privathause folgende Angaben als Richtschnur dienen:

Das Krankenzimmer

soll einen Rauminhalt von 30—40 Kubikmeter haben und nach Osten oder Süden gelegen sein (bei grosser Hitze im Sommer eventuell nach Norden); es muss absolut trocken sein, in kalter Jahreszeit gut erheizt werden können und so liegen, dass Lärm und störende Geräusche nicht zu hören sind. Türen und Fenster sollen sich leicht öffnen und schliessen lassen und dürfen nicht knarren.

Stehen zwei Zimmer zur Verfügung, so kann das eine, hellere und sonnigere, zum Tagesaufenthalt, das andere zum Schlafen benützt werden.

Ein Raum, dessen Fenster wegen üblen Geruchs oder störender Geräusche aus der Nachbarschaft nicht geöffnet werden können, ist als Krankenzimmer ungeeignet.

Die Fenster werden mit Vorhängen aus hellem Stoffe verhängt, damit das Sonnenlicht möglichst unbehindert und nur ein wenig gedämpft hineinscheinen könne.

Teppiche, Türvorhänge und unnütze Möbel sind zu entfernen, ebenso überflüssiger Wandschmuck.

Die Temperatur soll gleichmässig auf etwa 14° R = 17,5° C gehalten werden; am Morgen eher etwas höher als gegen Abend. Fiebert Patient, so kann die Luft um 1—2 Grad kühler sein; ist er blutarm, oder liegt als Rekonvaleszent nicht mehr beständig im Bett — um 1—2 Grad wärmer. Eine Temperatur über 15° R (20° C) ist nur auf Anordnung des Arztes zulässig.

Zur Regulierung der Wärme sind von den verschiedenen Heizvorrichtungen die eisernen Öfen die allerunzweckmässigsten. Sie erhitzen sich schnell, kühlen wieder rasch ab und verderben die Luft; indem nämlich die auf sie fallenden Staubpartikelchen verkohlen, geben sie einen üblen Geruch ab und schweben in noch feinerer Verteilung umher. Viel hygienischer sind die Kachelöfen und am besten eignet sich die Zentralheizung dazu, wenn sie technisch richtig angelegt ist. Ganz besonders schlecht sind die kleinen transportablen Öfen, die keinen Abzug haben.

Falls im Sommer die Hitze sehr drückend ist, so hänge man nasse Tücher vor die Fenster, besprenge den Fussboden mit Wasser und stelle Schalen mit Eis aus; damit letzteres in seinem Schmelzwasser aber nicht zu schnell zergehe, lasse man es auf einem Roste liegen.

Für reine, gute Luft ist durch häufiges Öffnen der Fenster zu sorgen. Wie oft das Lüften erfolgen soll, hängt von der Grösse des Zimmers ab, von der Ausdünstung eiternder Wunden, vom Stuhlgang usw.; am sichersten ist es dabei, sich immer nach der eigenen Nase zu richten, da bislang kein besserer Gradmesser existiert. Es darf jedenfalls nie ein Geruch vorhanden sein; ist die Luft schlecht, so sind die Fenster zu öffnen, nicht aber durch Räuchern oder Aussprengungen wohlriechender Flüssigkeiten Ausdünstungen zu verdecken. Bevor jedoch das Fenster oder der Ventilator geöffnet wird, muss die Tür geschlossen (am besten aufs Schloss) und der Patient besonders im Winter sorgfältig eingehüllt werden. Decken sind um die Obermatratze zu schlagen, und die Füsse, Schultern und Kopf durch Tücher zu schützen. Ist ein Extensionsverband angelegt worden, so bedarf das betreffende Glied speziell noch einer Bedeckung.

Bläst der Wind gerade durch das geöffnete Fenster hinein, so ziehe man die Vorhänge zusammen, stelle einen Schirm vor das Bett und achte darauf, dass Patient durch die Nase atme und ja nicht spreche. Nach dem Schliessen des Fensters darf man aber die Überdecke nicht sofort abnehmen, sondern muss einige Minuten warten, bis eben die Luft sich wieder erwärmt und ausgeglichen hat.

Um die Luft im Krankenzimmer zu erneuern, kann man auch anders vorgehen; man öffnet das Fenster im Nebenraume eine Zeitlang, während die Zwischentür aufbleibt, oder aber man ventiliert erst das anliegende Zimmer gründlich und macht dann die Türe auf.

Bei gutem, warmem Wetter können auch nebenan oder im Krankenzimmer selbst die Fenster offen bleiben, es ist nur dafür zu sorgen, dass der Patient nicht im Zuge liege und durch Schleier oder Fenstereinsätze vor Fliegen und Mücken geschützt sei. Falls die Hitze sehr drückend ist, tut man gut die Ofentür resp. den Ventilator los zu halten und die Fenster zu schliessen, bevor noch die Sonne ins Zimmer scheint. Während der Nacht können die Fenster offen bleiben, wenn die Jahreszeit darnach ist: die Luft enthält dann eben viel weniger Staub, und die aufsteigenden Nebel schaden nichts (es darf nur kein Sumpf in der Nähe sein).

Für die Zimmerbeleuchtung ist das elektrische Licht natürlich das beste. Ist Gasbeleuchtung vorhanden, so soll man die Flamme nie ausblasen, sondern stets nur den Hahn abdrehen. — Petroleumlampen dagegen verderben sehr die Luft. Um also nach Möglichkeit jeden Geruch zu vermeiden, zünde man sie im Nebenraume an, lösche sie auch dort aus und achte während des Brennens öfters auf den Docht, ob er nicht zu hoch oder zu niedrig geschraubt ist.

In der Nacht soll das Zimmer schwach beleuchtet sein; man stelle daher das Licht oder Lämpchen hinter einem Schirm auf. Falls der Lichtschein an der Lage den Kranken stört, so bringe man entsprechende Vorrichtungen an, die natürlich nicht feuergefährlich sein dürfen.

Ist eine Uhr vorhanden, so muss man den Schlag abstellen und sie so aufhängen, dass der Patient das Zifferblatt bequem sehen kann.

Da alles, was die Zimmerluft verderben könnte, selbstverständlich zu vermeiden ist, so dürfen im Krankenraume keine Speisen zubereitet oder aufbewahrt, keine Wäsche getrocknet werden, und müssen sowohl die abgenommenen Verbandstoffe und schmutzigen Wäschestücke, als der Stuhl und Urin sofort weggebracht werden. Die Exkremente sind, falls eine Besichtigung von seiten des Arztes erforderlich ist, im Aborte zugedeckt aufzubewahren.

Ferner hat die Schwester noch dafür zu sorgen, dass störende Glocken umwickelt oder ausgeschaltet und Treppen wie Korridore mit Läufern belegt werden.

Das Bett

soll etwa eine Länge von 2 m haben und speziell in Fällen, wo am Bein ein Extensionsverband angebracht werden muss, womöglich noch länger und am besten aus Eisen sein. Die Breite braucht nicht über 80 cm zu betragen. Damit man sich beim Heben nicht zu tief zu beugen habe, ist es wünschenswert, dass die Bettfüsse nicht zu kurz seien. Sind letztere noch mit Rollen versehen, so lässt sich das Bett viel leichter schieben und umstellen.

Die hygienischsten Untermatratzen sind die aus Drahtgeflecht; für Kranke, die jedoch kein stärkeres Federn vertragen (wie z. B. bei Knochenbrüchen), dürfen Sprungfedermatratzen oder ganz einfache Betten die geeignetsten sein.

Als Obermatratzen benützt man, um sie auswechseln zu können, am zweckmässigsten solche, die aus drei Teilen bestehen. Falls aber die Untermatratze aus Draht hergestellt ist, so muss man zum Schutze der oberen einen dickeren Stoff, einen Stroh- oder Heusack dazwischen legen.

Die Decke darf nicht zu schwer sein. Damit sie nicht verstaube und möglichst rein bleibe, ist es praktisch, eine weisse Pikeedecke darüber zu legen. Sehr unbequem ist es für den Kranken, wenn die Decke derart unter die Obermatratze geschlagen wird, dass für die Füsse nicht genügend Spielraum vorhanden bleibt.

Die Laken müssen rein und trocken sein. Beim Ausbreiten und Zurechtlegen des Unterlakens ist darauf zu achten, dass es glatt liege und keine Falten bilde, die den Patienten drücken könnten und ferner, dass es nicht straff gespannt sei, wodurch sonst die Matratze an Nachgiebigkeit einbüsst.

Handelt es sich um Kranke, die das Bett überhaupt nicht verlassen dürfen, oder lässt es sich voraussehen, dass nach Operationen Eiter oder Blut durch den Verband treten könnte, so muss

Das Bett. — Der Nachttisch und die übrigen Gegenstände.

stets zur Schonung der Unterlage ein sog. Querlaken ausgebreitet werden. Zu diesem Zwecke nimmt man einen weichen Gummistoff von etwa 200 cm Länge, legt darüber ein zwei- bis vierfach zusammengelegtes Laken in der Weise, dass es den Gummistoff vollständig deckt, und breitet es dann quer über das Bett. Um ferner das Verrücken und jede Faltenbildung des Querlakens zu verhüten, befestige man es mit Sicherheitsnadeln an den Längsrändern der Obermatratze oder schiebe die frei herunterhängenden Teile des Lakens zwischen Unter- und Obermatratze (Fig. 5)[1]).

Die Kopfstelle soll nicht zu hoch sein; doch richtet sich das je nach dem Falle: Hustende, Engbrüstige, im Rachen und Munde Operierte müssen höher liegen, schwache Patienten — niedriger. Dienen als Kopfunterlage mehrere Kissen, so ist es für gewöhnlich am besten, sie dachziegelförmig übereinander zu legen. Hat der Kopf jedoch keine genügende Stütze, so schiebe man ein kleines, weiches Kissen oder eine mit einem reinen Handtuche umwickelte Rolle unter den Nacken.

Zur Nacht bette man den Kranken möglichst horizontal; in dieser Lage wird nämlich das Herz am wenigsten belastet, und kann auch der Körper ohne Anstrengung ruhig längere Zeit in der einmal eingenommenen Stellung verharren.

Der Nachttisch und die übrigen Gegenstände.

Der Nachttisch steht gewöhnlich neben dem Kopfende, an der linken Seite des Bettes, doch hängt das vom speziellen Krankheitsfalle ab: kann z. B. der Patient seine Arme frei bewegen, mithin sich selbst bedienen, so erreicht er alles viel bequemer, wenn das Tischchen mehr zur Mitte des Bettes hingerückt ist.

Auf diesen gehören ein Trinkglas resp. eine Schnabelkanne [2]), eine Glocke [3]), ein Speiglas, wenn nötig, ein reines Taschentuch und, falls Patient nicht reden kann oder darf, ein Blockbuch mit einer daran befestigten Bleifeder.

---

[1]) Zum Aufbewahren rollt man die Gummiunterlage auf einen Holzstab auf, nachdem man sie gründlich gereinigt, getrocknet und mit Talk bestreut hat.

[2]) An der Schnabelkanne soll der Griff nicht dem Schnabel gegenüber, sondern rechtwinkelig zu diesem an der Seite angebracht sein.

[3]) Ist eine elektrische Glocke an einer genügend langen Schnur vorhanden, so befestige man sie mit einer Sicherheitsnadel am Kopfkissen, oder an einer sonst dem Kranken leicht zu erreichbaren Stelle.

In die Bettischschublade kommen die für den Patienten sonst erforderlichen Gegenstände: Kämme, Bürsten etc. Den Inhalt soll die Schwester aber immer überwachen.

Ins untere Schränkchen gehören das Nachtgeschirr und das Urinal.

Ausser den angeführten Gegenständen müssen in einem Krankenzimmer noch sein: ein **Waschtisch**, einige **Stühle** und ein nicht zu kleiner **Tisch** für Medikamente, Wasserflasche, Verbandstoffe, Thermometer, reine Wäsche, Essbesteck, Serviette, Papier, Tinte und Feder etc. Ferner soll ein Wandthermometer vorhanden sein und ev. ein Bettschirm.

Braucht man einen Nachtstuhl, so lasse man ihn nicht im Krankenzimmer stehen, sondern halte ihn in einem Raume nebenan bereit.

Wenn das Steckbecken immer zur Hand sein soll, so möge man es unter einem Tuche verdeckt aufbewahren.

Wünschenswert ist's im allgemeinen auch, dass noch ein zweites Bett oder eine Couchette im Zimmer vorhanden sei, wohin man den schwachen Kranken hinlegen kann, solange das Bett aufgemacht und die Wäsche gewechselt wird.

Nicht duftende Blumen und Pflanzen sind zu gestatten.

Überflüssige Möbelstücke, die nicht fortgeschafft werden können, stelle man beiseite und bedecke sie mit Laken.

Das Aufräumen hat nach dem Morgenmahl zu geschehen und, so oft es sich für nötig erweist, auch im Verlaufe des Tages, da im Krankenzimmer alles stets auf seinem Platze sein muss. Den Staub wische man vorsichtig und langsam, ohne ihn aufzuwirbeln, und den Fussboden reinige man stets mit einem feuchten Lappen, ganz besonders sorgfältig unter dem Bett und in den Ecken.

Als Belag für den Fussboden eignet sich vorzüglich das Linoleum.

Das Bohnern des Parketts ist nicht zulässig.

II.
Die Pflege des Kranken.

Wie die Schwester mit dem Patienten umzugehen hat, ist im Kapitel „Allgemeine Bemerkungen" bereits gesagt worden, hier soll speziell alles das besprochen werden, was mit der Pflege chirurgischer Kranker im Zusammenhange steht.

Die Temperatur

ist bei jedem Patienten zweimal täglich zu messen: am Morgen zwischen 7 und 8 Uhr und abends zwischen 5 und 6. Vorher muss der Kranke aber $^1/_4$—$^1/_2$ Stunde sich ruhig verhalten und sich in keiner Weise aufregen. Ein öfteres Kontrollieren der Temperatur braucht nur auf Anordnung des Arztes vorgenommen zu werden; tritt jedoch ein Schüttelfrost oder sonst ein beunruhigendes Symptom auf, so soll die Schwester das Thermometer sofort einstellen (nicht aber während des Frostes, sondern nachher).

Bei Kindern ist die normale Temperatur um einige Zehntel höher als bei Erwachsenen; letztere haben am Morgen 36,0° bis 36,4° und gegen Abend 36,6° bis 37,0°. Eine Temperatur von über 37° kommt nur selten bei einem gesunden Menschen vor, unter 36° dagegen — öfters bei Rekonvaleszenten. Wenn das Thermometer weniger als 35,0° zeigt, so wickle man den Kranken gut in warme Decken ein, verabreiche ihm heisse Getränke, lege Wärmeflaschen ins Bett, setze ev. Klysmata von 39,0°—40,0°, und wenn dies alles nichts helfen sollte, so benachrichtige man baldigst den Arzt.

Ein Steigen der Temperatur bis 41,0° braucht nicht gleich als direkte Gefahr angesehen zu werden. In solchen Fällen gebe man gegen das starke Durstgefühl, das gewöhnlich dabei eintritt, kaltes Wasser zu trinken und lege einen Eisbeutel auf den Kopf und die Herzgegend.

Zum Messen benützt man heutzutage wohl nur noch die Maximalthermometer. Diese lasse man aber, auch wenn sie sog. Minutenthermometer sein sollen, immer 10—15 Minuten in der Achselhöhle liegen. Man geht dabei folgendermassen vor: nachdem man die Achselhöhle gut trocken gewischt hat, setzt man das zugespitzte Ende, in dem sich das Quecksilber befindet, in den tiefsten Teil der Achselaushöhlung nach innen von der Haargrenze ein, legt den Oberarm des Patienten an seinen Körper und den Vorderarm auf seine Brust, wobei dann der Patient mit der anderen freien Hand den Arm in dieser Stellung fixiert hält. Bei richtiger Einstellung, muss das Thermometer nach Prof. Kausch mit der Längsachse des Körpers einen nach unten, also fusswärts, gerichteten spitzen Winkel von etwa 45° bilden.

Liegt der Kranke auf der Seite, so steckt man das Thermometer in die Achsel der freiliegenden Körperhälfte. Da der Arm schon ohnehin auf dem Brustkorbe ruht, braucht er hierzu nicht mehr festgehalten zu werden.

Damit man immer ein richtiges Resultat erhalte, ist es wichtig, dass das Thermometer auch gut liege, nicht in eine Falte des Hemdes gerate, oder gar hinten auf der Rückenseite herausrage.

Nie darf das Messen dem Patienten selbst überlassen werden; am besten ist es, wenn die Schwester neben ihm sitzt und seinen Arm in der oben angegebenen Weise fixiert (besonders bei Kindern und unruhigen Kranken).

Sollte der ganze Oberkörper von einem Verbande umwickelt sein, so lässt sich bei entsprechender Beinhaltung die Temperatur auch in der Schenkelbeuge oder Kniekehle bestimmen. — Beim Messen im After ist das Ende des Thermometers mit Öl, Vaselin etc. einzuschmieren, damit das Einführen keine Schmerzen verursache. Zu liegen braucht das Thermometer im Mastdarme nur 3—4 Minuten, wobei die Quecksilbersäule etwa 0,5° höher steigt, als in der Achselhöhle. Um jedoch möglichst einheitliche Messungsresultate zu erzielen, muss man das Thermometer stets gleich weit hineinschieben, da die Temperatur innerhalb des Mastdarmes je nach der Höhe resp. Tiefe verschieden sein kann. Diese Art der Temperaturbestimmung überlasse man aber besser dem Arzte selbst, da dabei leicht Verletzungen zustande kommen können. — Ferner lässt sich, jedoch nur bei Erwachsenen, die Temperatur (ebenfalls in 3—4 Minuten) im Munde unter der Zunge messen; auch hier zeigt das Thermometer im Durchschnitt 0,5° mehr als in der Achselhöhle.

Nach dem Herausnehmen des Thermometers schlage man die Quecksilbersäule nicht sofort herunter, sondern am besten erst gerade vor dem Gebrauche, und vor dem Einlegen überzeuge man sich stets, ob auch die Quecksilbersäule unter 36,0° stehe.

Wenn man mit ein und demselben Thermometer die Temperatur bei mehreren Patienten misst, so muss man das zugespitzte Ende jedesmal mit Alkohol oder Seife und Wasser reinigen.

Da ferner die Thermometer leicht verderben, bald zu viel, bald zu wenig angeben, sollen sie von Zeit zu Zeit mit einem absolut richtigen verglichen werden.

Der Puls

muss dann gezählt werden, wenn der Kranke sich einige Zeit absolut ruhig verhalten hat (am besten gleich nach dem Messen der Temperatur). Hierbei soll er den Arm nicht frei schwebend halten, sondern ihn auf einer Unterlage derart ruhen lassen, dass die Hohlhand nach unten gekehrt ist. Die Schwester legt nun ihre Hand quer über das Handgelenk des Patienten und umfasst den Vorderarm auf der Daumenseite oberhalb seines Ansatzes mit den Fingerkuppen des 2.—5. Fingers; auf diese Weise wird sie die Schlagader kaum verfehlen. Zunächst überzeuge sie sich, ob der Puls kräftig, voll, schwach, leicht unterdrückbar oder aussetzend sei, und darauf erst zähle sie die Schläge eine Minute lang.

Unter normalen Verhältnissen schwankt der Pulsschlag bei Erwachsenen zwischen 60 und 80. Männer haben einen etwas langsameren Puls als Frauen; Kinder bis zum 5. Jahre gegen 100, und vom 5.—10. Lebensjahre etwa 90 Schläge.

Sollten beide Arme verbunden sein, so kann man den Puls dicht vor dem Ohre und zu beiden Seiten des Kehlkopfes fühlen.

Die Atmung.

Bei der Kontrolle der Atmung achte man zunächst darauf, ob der Patient regelmässig, ohne Anstrengung, geräuschlos, tief oder oberflächlich atmet; dann erst zähle man die Atemzüge im Verlauf einer Minute. Zu diesem Zwecke beobachtet man das Heben und Senken des Brustkorbes oder Bauches; zur Sicherheit kann man auch noch das Gefühl zu Hilfe nehmen, indem man die Hand auf den Oberkörper legt.

Normaliter beträgt die Zahl der Atemzüge im wachen Zustande 16—20, im Schlafe etwas weniger, im Fieber 30 und mehr.

Das Ergebnis dieser drei Untersuchungen (Temperatur, Puls, Atmung) notiert man sofort auf ein Formular, worauf man dann noch die übrigen Bemerkungen über Stuhlgang, Urinmenge, Verbandwechsel usw. hinzufügt.

Der Stuhlgang.

Wenn Patient zum Stuhlgang das Bett nicht verlassen kann, so muss, falls er nicht schon auf einem Querlaken liegt, ein Wachstuch oder Gummistoff untergeschoben werden. Während dann die Schwester mit der einen Hand (gewöhnlich mit der linken) den Körper in der Gegend des Kreuzbeines ein wenig hebt, schiebt sie mit der anderen das Steckbecken unter.

Im Winter soll man die Bettschüssel durch Eingiessen von heissem Wasser vorwärmen. Damit der Rand, auf dem der Körper (das Kreuzbein) ruht, nicht drücke, polstere man ihn mit Watte oder Holzwolle etwas aus.

Während der Defäkation muss die Schwester im Zimmer bleiben; nur wenn der Patient es ausdrücklich wünscht, kann sie ihn allein lassen.

Die Fäzes sind zunächst auf ihre Farbe, Konsistenz (ob wässerig, dünn, breiig etc.) und Form (ob platt gedrückt, bandartig etc.) zu untersuchen, und dann auf Gallensteine, Fremdkörper, Würmer, Eiter, Schleim und speziell auf Blut, das hellrot bis teerfarben sein kann.

Ferner ist es für den Arzt noch von Bedeutung zu wissen, ob während des Stuhlganges sich Schmerzen einstellen und Gase abgehen.

Wenn der Patient nicht täglich selbständig zu Stuhl geht, so ist ihm ein Lavement zu setzen, ausser den Fällen, wo der Arzt es direkt verboten hat. Das Wasser muss dazu stets abgekocht sein und die Temperatur 30,0° bis 35,0° C betragen; kälteres oder wärmeres Wasser darf nur auf Verordnung des Arztes angewandt werden. Die Grösse des Klistieres hängt ganz von dem Alter des Individuums ab; bei Erwachsenen fasst der Darm bequem 1—2 und auch mehr Liter. Um raschere und ausgiebigere Wirkung zu erzielen, setzt man auch Glyzerin (4 Essl. auf 1 Liter), Salz (1—2 Essl.) und Seife (1 Essl.) zu; letztere muss man aber vorsichtig auflösen, damit sich kein Schaum bilde.

Das Ansatzrohr soll nicht aus hartem, sondern weichem, elastischem Gummi bestehen. Zum Einführen desselben lasse man den Kranken Rücken- oder Seitenlage einnehmen, je nachdem es sein Zustand gestattet und die Beleuchtung erfordert. Dann lässt man die Luft aus dem Schlauche, zieht mit der linken Hand die rechte Hinterbacke nach aussen und führt mit der rechten das mit Öl, Vaselin oder Glyzerin etc. eingeschmierte Ende vorsichtig 6—8 cm tief in den Mastdarm ein (bei besonders empfindlichen Menschen ist das Rohr durch leicht drehende Bewegungen vorzuschieben) und hält den Esmarchschen Krug 1—1^1/$_2$ m hoch. Stellt sich sogleich Stuhldrang ein, so veranlasse man den Patienten mit offenem Munde langsam und tief zu atmen, um die Bauchmuskeln zum Erschlaffen zu bringen.

Nach dem Herausziehen wird das Ansatzrohr vom Schlauch entfernt und das Ende des letzteren in den Krug getan.

Falls für mehrere Kranke ein gemeinsames Ansatzstück vorhanden ist, muss es unbedingt vor jedem Lavement ausgekocht werden.

Ist der Stuhlgang erfolgt, so sind After und Umgebung gründlich zu reinigen — was am vorsichtigsten mit Watte geschieht.

Das Steckbecken muss sogleich in den Abort gebracht und reingewaschen werden.

Nach eigenem Ermessen darf die Schwester Patienten, die an Darmkrankheiten leiden oder eine Bauchoperation durchgemacht haben, niemals Klysmata stellen.

Abführmittel sind nur nach ärztlicher Verordnung einzugeben.

Die Entleerung der Harnblase.

Zum Urinieren reicht man Männern ein Urinal ins Bett, Frauen ein Steckbecken. Haben letztere einen Verband um die Hüften, so ist darauf zu achten, dass sie ihn dabei nicht benässen. Vor allem soll die Kranke die Beine nach Möglichkeit spreizen und sich nicht zu tief in die Aushöhlung des Schiebers hineinlegen. Wenn es erforderlich ist, so kann man auch die innere Seite der Oberschenkel durch einen wasserdichten Stoff oder durch unentfettete Watte schützen.

Für Patienten, die unwillkürlich Harn lassen, gibt es besondere Vorrichtungen; lassen sich aber solche nicht beschaffen, so führt man den Katheter innerhalb bestimmter Zwischenräume — etwa 2—3 mal am Tage — ein. Das gleiche hat auch zu geschehen bei denen, die überhaupt nicht selbständig die Blase entleeren können. Da jedoch der Arzt das unmöglich immer selbst besorgen kann, so muss die Schwester wenigstens in einfachen, unkomplizierten Fällen diese Technik beherrschen.

Zu diesem Zwecke nimmt sie einen weichen Gummikatheter, etwa Nélaton Nr. 20[1]) und kocht ihn zusammen mit einigen Wattebäuschchen 5 Minuten lang in einem reinen Gefässe. Darauf hebt sie (falls keine Hilfe zur Hand ist) den Deckel ab, schiebt Decke und Hemd genügend weit zurück, legt die Bettschüssel resp. das Urinal zwischen die Beine und wäscht sich dann erst die Hände.

Nach Reinigung derselben fasst sie zwischen Daumen und Zeigefinger der Linken beim Manne die Eichel (beim Weibe zieht sie die Schamlippen auseinander) und wischt mit einem abgekochten Wattebausche, den sie in die Rechte genommen hat, die Harnröhrenmündung ab. Jetzt nimmt sie mit der noch reinen rechten Hand den Nélaton aus dem Gefäss und giesst aus einer Flasche, die sie in der linken hält, etwas steriles Öl oder Glyzerin darauf (mit dem Flaschenhalse darf sie hierbei natürlich den Katheter nicht berühren). Wird das Ende des Katheters direkt in die Flasche getunkt, so muss die Flüssigkeit vor dem nächsten Gebrauche wieder frisch sterilisiert werden. Um durch den Katheterismus keinen Blasenkatarrh hervorzurufen, kann man überhaupt nie peinlich genug vorgehen.

Hat die Schwester nun alles bereit gemacht, so fasst sie, wie oben beschrieben, wieder mit der Linken das Glied und schiebt den Katheter langsam in die Harnröhre vor (beim Weibe achte sie darauf, dass das Ende nicht in die Scheide schlüpfe), bis Urin

---

[1]) Bei Frauen gebraucht man auch Glaskatheter.

herausfliesst. In dieser Stellung hat sie ihn dann unverrückt festzuhalten; kommen zuletzt aber nur noch Tropfen heraus, so muss sie ihn schnell zukneifen (damit keine Luft in die Blase gelange) und vorsichtig entfernen[1]).

Den Forderungen der Asepsis kommt man am besten nach wenn man den Katheter nicht mit den Fingern, sondern mit einer ausgekochten anatomischen Pinzette anfasst. Ist eine Gehilfin zur Stelle, die den Nélaton am Ende festhält, so genügt eine Pinzette. Muss die Schwester jedoch allein das Katheterisieren vornehmen, so braucht sie hierzu zwei Pinzetten. Die linke Hand hat dann ausser der oben erwähnten Aufgabe noch mit der einen Pinzette den Katheter zu fixieren, während die rechte mit der anderen Pinzette das Hineinschieben besorgt. — Auf diese Weise lässt sich auch in sehr dringenden Fällen ohne vorheriges Reinigen der Hände das Katheterisieren ausführen, doch nur, wenn die Schwester ihrer Sache ganz sicher ist — keinen Fehler mehr in der Beobachtung der Aseptik begeht.

Nach dem Gebrauch ist der Katheter mit Wasser und Seife abzuwaschen, und das Urinal, falls Spülen mit Wasser allein nicht genügt, von Zeit zu Zeit mit Asche, Soda oder Salzsäure zu reinigen.

Wenn der Patient selbständig uriniert, so hat die Schwester ihre Aufmerksamkeit darauf zu richten, ob er dabei Schmerzen empfindet, ob der Harn im Strahle, langsam oder tropfenweise abgeht und klar oder trüb oder gar mit Blut vermischt ist.

Normaler Urin ist vollständig klar und von strohgelber Farbe, der von Fiebernden — dunkel und oft mit einem ziegelroten Bodensatze. Die durchschnittliche Menge beträgt in 24 Stunden $1^1/_2$ Liter. Manches Mal wird der Harn durch das Ausfallen von Salzen beim Erkalten trübe; erwärmt man ihn, so lösen sich die Bestandteile aber wieder auf.

Wenn jedoch Harn, der mit der Zeit trübe geworden ist (oder ein klar ausgeschiedener und auch beim Stehen klar bleibender) während des Kochens flockig oder undurchsichtig wird, so liegt die Möglichkeit vor, dass darin Eiweiss enthalten ist. Diese sehr

---

[1]) Während des Katheterisierens soll der Patient die Hände unter das Kreuz legen; erstens ist das Einführen des Katheters dann leichter und zweitens eher ausgeschlossen, dass der Kranke bei der immerhin unangenehmen Manipulation mit seinen Händen irgendwie hinderlich sei.

einfache Reaktion muss die Schwester verstehen. Für gewöhnlich macht man sie in folgender Weise: Harn, der trübe ist, filtriert man zunächst so oft, bis er vollständig klar wird, fügt dann einige Tropfen Essigsäure hinzu und kocht ihn auf; tritt dabei eine Trübung auf, so kann man mit Sicherheit auf Eiweiss schliessen.

Ferner hat die Schwester dafür zu sorgen, dass die Zähne, Haare, Nägel etc. stets sauber seien.

Die Zähne müssen jeden Morgen und besonders am Abend gründlich mit Bürste und Pulver (Pasta) gereinigt werden. Auch ist das Durchziehen von einem gewachsten Seidenfaden sehr zu empfehlen und ebenso das Spülen des Mundes nach jeder Mahlzeit. Künstliche Zähne sind für die Nacht zu entfernen.

Ist die Zunge belegt, so muss sie mit einem Spatel von hinten nach vorn abgeschabt werden.

Gesprungene Lippen sind öfters mit Vaselin, Glyzerin etc. zu bestreichen.

Nach Operationen im Munde, Rachen und an den Lippen ist es unbedingt nötig, stündlich oder noch öfter den ganzen Mund vorsichtig, aber doch gründlich, zu desinfizieren; das Spülen allein genügt nicht. — Zu diesem Zwecke kocht man sich einen Vorrat von kleineren Wattebäuschen zusammen mit einigen Pinzetten oder Gefässklammern[1]) und wischt dann mit den Tupfern, so oft es erforderlich ist, die ganze Mundhöhle aus. Die Reinigung darf erst als beendet angesehen werden, wenn sich absolut kein unangenehmer Geruch mehr wahrnehmen lässt. — Als Desinfiziens setzt man Borsäure, hypermangansaures Kali, Wasserstoffsuperoxyd etc. hinzu.

Das Gesicht muss man den Patienten täglich waschen, und die Hände sogar mehrmals im Verlauf des Tages (vor jeder Mahlzeit und nach dem Stuhlgange resp. Urinieren). Sollte das Waschwasser nicht zuverlässig rein sein, so benütze man gekochtes.

Was das Trinkwasser betrifft, so darf man Patienten nur gekochtes, niemals auch noch so rein aussehendes rohes geben.

Kann man im Privathause dem Kranken kein Bad bereiten (der Patient jedoch infolge längeren Liegens und starker Schweiss-

---

[1]) Die einmal benützte Pinzette darf erst nach erneuter Sterilisation wieder gebraucht werden.

absonderung reinigungsbedürftig), so wasche man ihn stückweise ab, ohne dabei den ganzen Körper zu entblössen.

Die Haare kämme man täglich durch; bei Frauen flechte man sie am besten in zwei Zöpfe. Zeigt sich in ihnen Ungeziefer, so wende man die üblichen Mittel an.

Die Nägel an Zehen und Fingern sind von Zeit zu Zeit zu beschneiden.

Das Wechseln der Leibwäsche.

Patienten, die bettlägerig sind, sollen nur ein Hemd anhaben, Frauen ausserdem noch eine Nachtjacke.

Um ein Hemd zu wechseln, rafft man es von hinten her bis in den Nacken hinauf zusammen, zieht es über den Kopf und dann über die Arme, welche Patient dabei etwas anheben muss. Liegt eine Armerkrankung vor, so entferne man zuerst den Ärmel vom gesunden Arm und darauf erst vom kranken.

Beim Anziehen eines reinen Hemdes geschieht es gerade umgekehrt: zunächst streift man die Ärmel in richtiger Lage über die Arme bis zu den Achselhöhlen hinauf, dann den zusammengerafften Teil über den Kopf und schliesslich den Rumpf des Hemdes über den Oberkörper, wobei man die Falten unter dem Rücken ordentlich glättet. Darf man den einen Arm beim Hemdwechsel nicht bewegen, so fasst man ihn an den Fingern (damit sie nicht in den Falten des Hemdes stecken bleiben) und zieht den entsprechenden Ärmel darüber. Sollte der Ärmel nicht weit genug sein, so bleibt entweder der Arm unter dem Hemde, oder man schneidet den Ärmel aus oder trennt in der Länge nach auf und bindet ihn in letzterem Falle mit angenähten Fitzelbändern wieder zu.

Patienten, die schwer zu regieren sind, und solchen, die absolut ruhig liegen müssen, legt man das Hemd wie einen Operationsmantel um; d. h. man schneidet es vorne der Länge nach durch, zieht es dem Kranken in der Weise an, dass die Rückenseite auf die Brust zu liegen kommt, und schiebt die herunterhängenden Teile unter den Körper. — Ebenso ist auch Frauen die Nachtjacke umgekehrt überzuziehen.

Will man ferner einen Kranken in ein anderes, frisch aufgemachtes Bett legen und zugleich auch die Leibwäsche wechseln, so besorge man das letztere vorher, wobei man die eventuell beschmutzte Unterlage mit reinen Tüchern zu bedecken hat, und trage ihn dann erst hinüber.

Das Wechseln der Bettwäsche.

Um die Bettwäsche zu wechseln, ohne den Kranken in ein anderes Bett (oder auf eine Couchette) zu bringen, geht man in folgender Weise vor: der Patient legt sich entweder selbst möglichst nah an die eine Bettkante, oder man hilft ihm dabei; dann schiebt man von der anderen, freien Seite aus das schmutzige

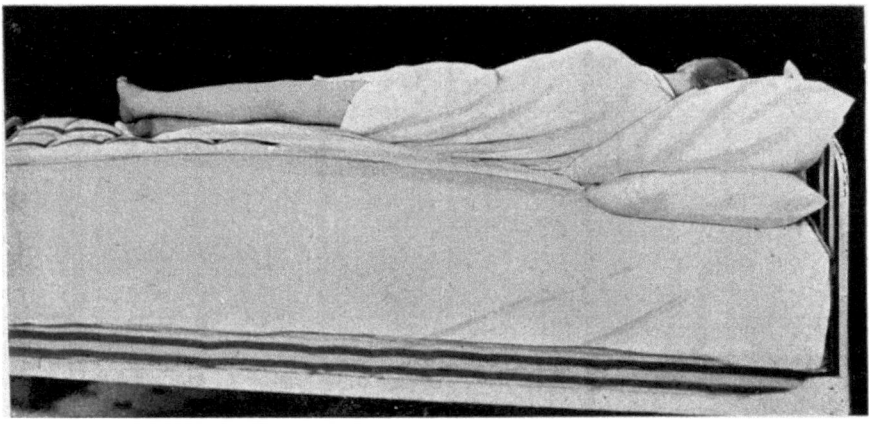

Fig. 1. Das Wechseln des Lakens.

Laken unter seinen Körper und breitet die nicht zusammengerollte Hälfte des reinen, soweit es eben geht, auf der Matratze aus (das reine Laken ist schon vorher der Länge nach etwa bis zur Mitte aufzurollen); nachdem man jetzt den Kranken wieder zurück aufs frisch überdeckte Laken gebracht hat, zieht man das alte ganz ab und rollt den noch aufgewickelten Teil des reinen aus siehe Fig. 1).

Kann Patient sich auf die Füsse und Schultern resp. Arme stützen und das Becken selbst oder mit Hilfe ein wenig heben, so lässt sich der Wechsel einer Unterlage folgendermassen besorgen: solange der Kranke noch auf dem Rücken liegt, zieht man das Laken vom Fuss- und Kopfende her nach der Mitte hin zusammen und, indem er dann sich auf Füsse und Schultern stützend, die Beckenpartie hebt, nimmt man es ganz fort, um ein schon vorher von beiden Enden der Quere nach zur Mitte hin aufgerolltes reines wieder darunter zu schieben. Darauf breitet man, die Beine

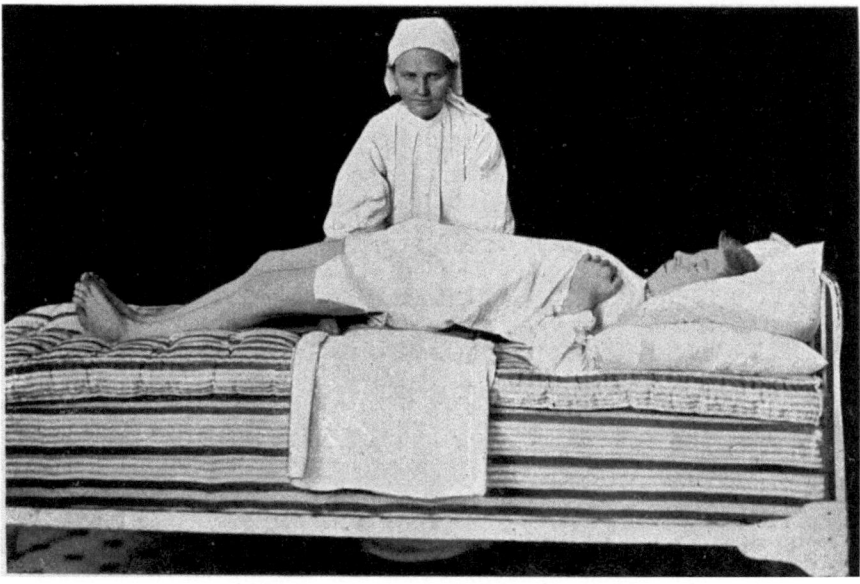

Fig. 2. Das Wechseln des Lakens.

anhebend, die untere Hälfte aus und ebenso, Kopf und Rumpf unterstützend — die obere (Fig. 2).

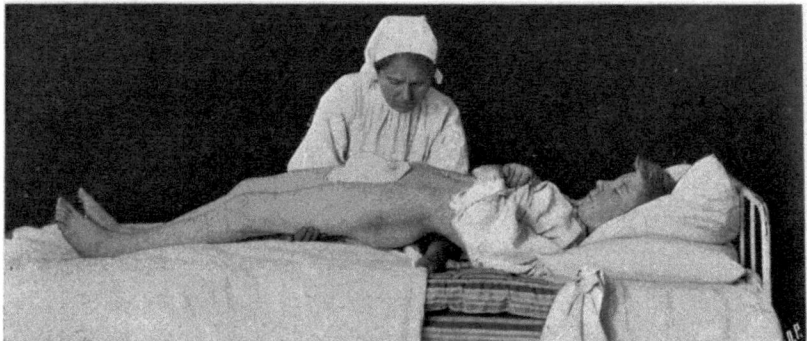

Fig. 3. Das Wechseln des Lakens.

Liegt der Patient ganz hilflos da, so zieht man das schmutzige Laken bis zum Gesäss nach oben und breitet, die Beine ein wenig hebend, ein bis zur Mitte aufgerolltes reines aus, dann hebt man das Becken, schiebt das schmutzige Laken weiter nach oben und so fort, wie es aus dem Bilde ersichtlich ist (siehe Fig. 3).

Lässt sich nach diesen 3 Methoden das Unterlaken nicht bequem wechseln, ist der Kranke eben von zu schwerem Körpergewichte, so gibt es dazu besondere Vorrichtungen: man schiebt breite Gurte unter den Patienten und zieht ihn auf diesen vermittelst Flaschenzügen leicht in die Höhe. In der Privatpraxis kann man sich auch so helfen, dass an der Wand oder Decke, entsprechend der Stellung der drei hebenden Personen, je zwei kräftige Haken angebracht und an ihnen guthaltende Riemen befestigt werden. Hebt man dann den Kranken, wie es in Figur 7 angegeben ist, in die Höhe und fasst mit den Händen an den Riemen kräftig zu, so kann man ihn sehr wohl so lange über dem Bette schwebend halten, bis die Unterlage gewechselt und die Kissen geordnet worden sind.

Im Verlauf des Tages ist das Laken selbstverständlich öfters zu glätten und zurecht zu ziehen, damit sich keine Falten bilden, und sind die Kissen zu ordnen und aufzuklopfen; sollten letztere zu warm oder feucht geworden sein, so müssen sie umgekehrt resp. durch andere ersetzt werden.

Das Heben und Tragen der Patienten.

Wenn man einen Kranken heben und in ein anderes Bett tragen soll, so müssen zunächst die Betten richtig zueinander stehen, und zwar so, dass beide entweder eine gerade Linie oder einen mehr weniger rechten Winkel bilden[1]). Ferner ist dabei zu berücksichtigen, dass das Kopfende des einen dem Fussende des anderen zugewandt sei, da sonst das Hinübertragen viel ermüdender und umständlicher sein würde (siehe Fig. 5 und 6).

Ist Patient nicht schwer, so kann eine Schwester ihn sehr wohl allein tragen, und zwar soll sie es in folgender Weise tun: sie tritt, falls eine Körperhälfte krank und schmerzhaft ist, von der gesunden Seite heran und, indem sie die Knie ein wenig beugt, schiebt sie den einen Vorderarm bis zum Ellenbogen unter die obere Hälfte der Oberschenkel des Patienten und den anderen

---

[1]) Liegt Patient nicht hilflos da, so kann er sich auch selbst ins andere Bett hinüberlegen, falls beide zusammengeschoben sind.

unter seine Schulter; dann richtet sie den Kranken auf, nachdem er seine Arme um ihren Hals gelegt hat (kann er das nicht tun,

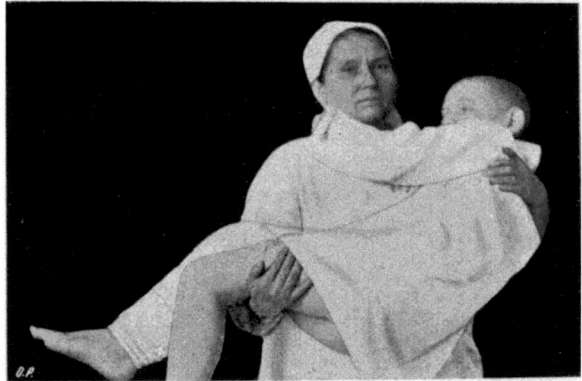

Fig. 4. Das Tragen des Kranken von einer Person.

so sollen die Arme nicht herunterhängen, sondern auf dem Oberkörper liegen), zieht ihn an den Bettrand und hebt ihn unter Zurückbeugen des Rückens in die Höhe. Die ganze Last soll

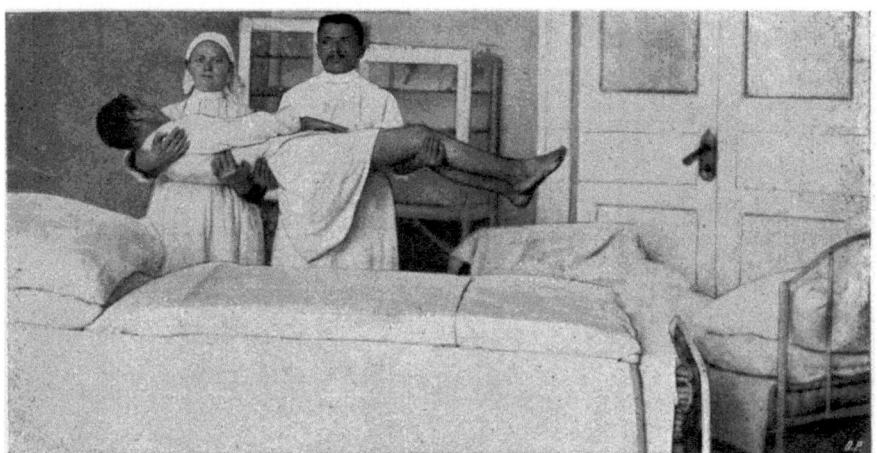

Fig. 5. Tragen des Kranken von zwei Personen (Methode 1).

demnach auf der Brust und den Armen ruhen, nicht aber auf den Händen (siehe Fig. 4).

Schwere Patienten oder solche, denen Bauchoperationen gemacht worden sind, die an schmerzhaften Gelenken leiden etc., müssen von zwei Menschen gehoben werden, wobei beide von derselben

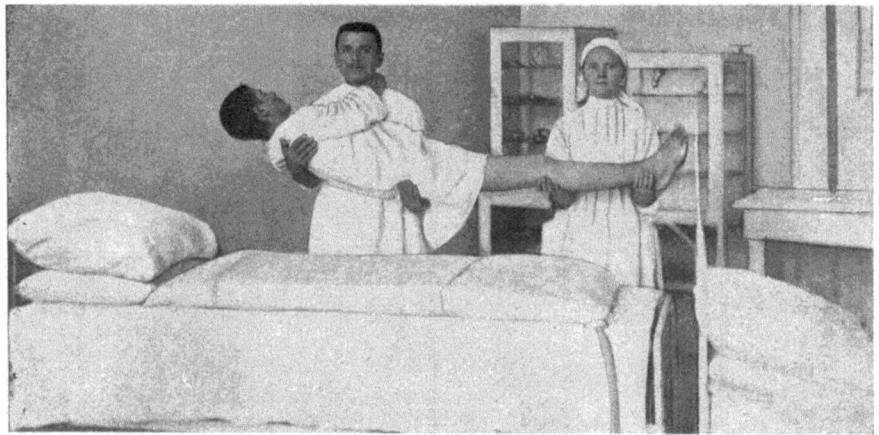

Fig. 6. Tragen des Kranken von zwei Personen (Methode 2).

Seite anzufassen haben. Der Schwächere legt den einen Arm unter den Rücken, den anderen unter den Nacken und die Schulter, indem er zugleich noch die entsprechende Hand des Kranken unter-

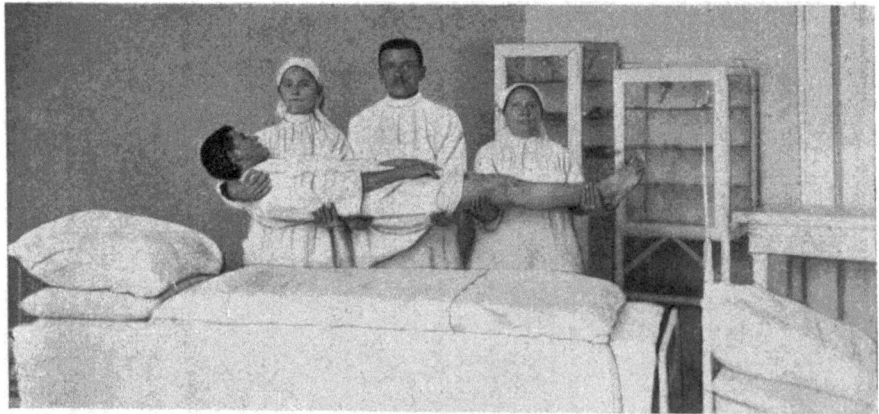

Fig. 7. Tragen des Kranken von drei Personen.

stützt, während der Stärkere den einen Arm unter das Becken, den anderen unter die Oberschenkel schiebt (siehe Fig. 5).

Bei der zweiten Methode fasst die kräftigere Person, wie aus

Fig. 4 ersichtlich, an und die schwächere übernimmt die Beine, wobei sie mit dem einen Arme unter die Kniekehle, mit dem anderen unter die Achillessehne greift (siehe Fig. 6).

Am schonendsten für den Kranken ist es, wenn ihn drei Personen tragen; hierbei stehen natürlich auch alle auf ein und derselben Seite, und zwar die stärkste in der Mitte. Während diese nun den einen Arm unter die Lendengegend, den anderen unter die obere Hälfte der Oberschenkel schiebt, übernimmt die zweite Kopf und Schulter und die dritte die Beine (siehe Fig. 7).

Das Anziehen, Heben und Niederlegen geschieht am besten auf Kommando des in der Mitte stehenden Trägers; damit der Patient aber keine Schmerzen dabei empfinde, müssen die Bewegungen ruhig und nicht hastig sein.

Liegt ein Beinbruch vor, so soll man den Oberkörper voran und die Beine nachtragen — gleichsam den Schritt verlangsamen, um eine Extension auszuüben.

Bevor man den Patienten aufhebt, muss man ihn ordentlich zudecken und dafür sorgen, dass beim Tragen die Enden der Decke oder des Lakens nicht herunterhängen und auf dem Fussboden schleppen, da man sonst leicht darauftreten, stolpern und fallen kann.

Ist nun das Bett zurecht gemacht worden, so wird der Patient in derselben Weise wieder zurückgetragen. — Hierbei wäre noch daran zu erinnern, dass bei kaltem Wetter und besonders im Winter die Laken und ebenso das Hemd immer gut vorgewärmt sein müssen.

Kranke mit inneren Verletzungen, eiterigen Gelenkentzündungen, Blutungen etc. dürfen niemals ohne spezielle Erlaubnis des Arztes umgelagert werden.

Das Lagern der Patienten.

Solange ein Patient nicht sehr geschwächt ist, hat er, wie jeder Gesunde, das Bedürfnis, öfters im Bette seine Lage zu wechseln. Damit er es hierbei leichter habe und sein ohnehin schon schonungsbedürftiges Herz nicht zu sehr anstrenge, muss am Fussende ein Handtuch, ein kräftiger Riemen oder eine für diesen Zweck käufliche Vorrichtung als Handhabe angebracht werden.

Um das Herunterrutschen von den Kissen zu verhindern, legt man zwischen Füsse und Bettlehne eine Rolle, ein Kissen etc. als

Stütze, die den Beinen einen Gegenhalt verleiht. Wünscht Patient eine mehr sitzende Stellung einzunehmen, und sind zum Stützen des Rückens nicht hinreichend Kissen vorhanden, so kann ein darunter geschobener Stuhl die fehlenden ersetzen — kurz es gibt eine Menge Möglichkeiten, wo die Schwester ihren praktischen Sinn betätigen kann.

Handelt es sich nun aber um Kranke, die ohne Hilfe der Pflegerin sich allein nicht heben, wenden oder überhaupt nicht bewegen können, so geht man in folgender Weise vor: um einen Patienten, der nach unten gerutscht ist, wieder in die richtige Lage zu bringen, schiebt man den einen Arm unter seinen Rücken, den anderen unter die Oberschenkel (dicht unterhalb des Gesässes) und hebt ihn vorsichtig nach oben. Ist dabei der Patient imstande, mit den Armen den Hals der Schwester zu umfassen, so wird das Heben dadurch erheblich leichter.

Falls eine Gehilfin zur Hand ist, so stellt sie sich auf die andere Seite gerade der Schwester gegenüber hin, schiebt die Arme ebenso wie die Schwester unter Oberschenkel und Rücken und, nachdem sie sich beide in die Hände gefasst, heben sie den Patienten höher und legen ihn wieder auf die Kissen zurück. — Soll zugleich auch die Unterlage zurecht gerückt werden, so muss die Gehilfin zunächst den Kranken etwas anheben oder ihn in sitzender Stellung unterstützen, während die Schwester Laken und Kissen in Ordnung bringt, und darauf erst fassen beide nach der geschilderten Weise an.

Hat der Patient aber gesunde Arme, so können sie auch anders anpacken: die rechts stehende Person legt den entsprechenden Arm in die rechte Achselhöhle des Kranken und die links stehende ihren linken in die linke Achselhöhle, beide richten dann den Patienten ein wenig auf, ordnen mit der freien Hand die Kissen und, indem sie diese in der gewünschten Lage festhalten, ziehen sie ihn nach oben.

Liegt eine Erkrankung der Beine vor, so muss die eine Schwester den Oberkörper (wie oben angegeben) und die andere von derselben Seite aus mit der einen Hand das Knie, mit der anderen oberhalb der Ferse den Unterschenkel unterfassen.

Ist Patient jedoch sehr schwer, so sind zum Heben drei Personen erforderlich.

Um einen Kranken in die Seitenlage zu bringen, muss man zuerst das Becken drehen und dann erst die Schultern; an den Armen darf man aber nicht ziehen. Sollte der Patient jedoch wegen Schwäche aus der ihm gegebenen Lage wieder auf den Rücken zurückfallen, so sind Becken und Rücken mit Kissen zu unterstützen. Da ferner in der Seitenlage gewöhnlich ein Bein auf dem anderen liegt, was leicht eine Rötung der Haut zwischen

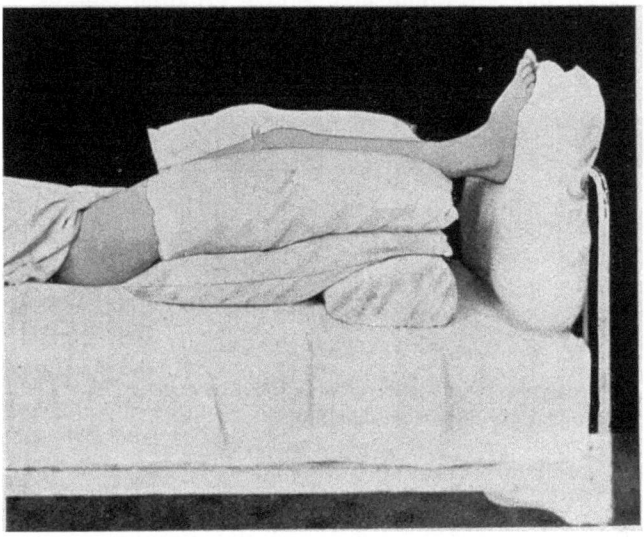

Fig. 8. Lagerung des Beines in elevierter Stellung.

den Knien und Knöcheln zur Folge haben kann, soll man zwischen die Beine ein weiches Kissen legen (wenigstens immer bei sehr mageren und geschwächten Patienten).

Ist vom Arzte angeordnet worden, die Beine des Kranken höher zu lagern, so schiebt man 2—3 Kissen so weit nach oben unter die Waden, dass auch die Oberschenkel eine Stütze finden und bringt dann die Unterschenkel bei mässiger Flexion in den Kniegelenken in eine möglichst horizontale Lage. Damit die Kissen fusswärts aber nicht zu sehr heruntergedrückt werden, ist es erforderlich, eine nicht zu nachgiebige Rolle unter sie zu legen und ferner darauf zu achten, dass 1. die Achillessehnenpartie ganz frei bleibe, weil sie auf die Dauer keinen Druck verträgt, und 2. der Fuss sich im rechten Winkel zum Unterschenkel befinde. Wird nämlich die Fusssohle nicht unterstützt, so fällt der Fuss nach unten hin ab (was in der ersten Zeit nur Schmerzen in der Gegend des Sprunggelenkes verursacht), und nimmt bei längerem Krankenlager schliesslich die Stellung eines sog. versteiften Spitzfusses ein (siehe Fig. 8).

Braucht nur ein Bein in dieser eben beschriebenen Weise gelagert zu werden, so muss das andere, auf der Matratze ruhende, gleichfalls an der Fusssohle eine Stütze erhalten: sei es in Form eines Kissens, Brettchens oder eines hufeisenförmig gelegten Sandsackes. Sollte in dieser gestreckten Stellung das Knie zu schmerzen anfangen, so genügt es, unter die Kniekehle eine kleine Rolle zu schieben.

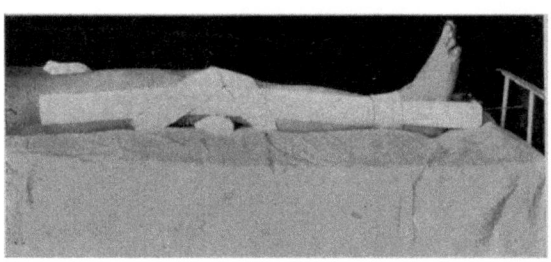

Fig. 9. Extensionsverband fürs Bein (die Stütze für den Fuss ist nicht abgebildet).

Beim Knochenbruche, wo das Glied möglichst unbeweglich liegen soll, wendet man gewöhnlich Sandsäcke an, weil sie sich den Konturen gut anlegen. Man verfertigt sie aus Segellein und nimmt den Stoff am besten doppelt, damit der Sand nicht so leicht durchsickere. Die Länge des Sackes soll der des Beines entsprechen und die Breite etwa 15 cm betragen. Man füllt ihn, wenn der Sand erst vollständig trocken geworden ist, und zwar nicht bis ganz nach oben, sondern nur so weit, dass $1/4 - 1/5$ seiner Länge frei bleibe, weil er sich dann den Formen der Extremität noch genauer anschmiegt[1]).

Ganz besondere Aufmerksamkeit hat die Schwester auf die Lage des Beines beim Extensionsverbande zu verwenden, da durch den beständigen Zug des Gewichtes, die Bewegungen des Patienten beim Stuhlgange etc. etc. leicht eine falsche Stellung zustande kommen kann, die sofort wieder verbessert werden muss.

Wie ein derartiger Verband anzulegen ist, braucht die Schwester nicht zu wissen. Ihre Aufgabe besteht nur darin, aufzupassen,

---

[1]) Bindet man die beiden Sandsäcke mit dem dazwischen liegenden Beine noch vermittelst querverlaufender Bänder zusammen, so ist fast jede Möglichkeit einer Bewegung ausgeschlossen.

1. dass der Kranke nicht herunterrutsche und das Querbrettchen unter der Fusssohle nicht das Bettgestell berühre, 2. dass die Rolle oder das kleine Kissen unter dem Knie sich nicht verschiebe, 3. dass der Fuss senkrecht zum Unterschenkel stehe und 4. dass der oberhalb des Sprunggelenkes querverlaufende Heftpflasterstreifen die Haut über der Achillessehne nicht drücke oder gar einschneide. Ist letzteres der Fall, so muss der Heftpflasterstreifen so weit eingekerbt werden, dass jeder schmerzhafte Druck aufhöre (Fig. 9).

Bei Erkrankungen des Vorderarmes lagert man ihn auf Kissen, die treppenförmig übereinander liegen müssen, oder aber hängt ihn an einem Galgen auf. Hierbei soll man den Oberarm stets unterstützen, das Ellenbogengelenk aber frei lassen. Als Regel gilt ferner, dass der Arm (ebenso wie das Bein während einer langdauernden Krankheit die für den Fall einer Versteifung günstigste Stellung einhalte — nämlich, dass Oberarm und Unterarm zueinander im fast rechten Winkel und ferner die Finger nicht gestreckt, sondern etwas gebeugt seien.

Sollen die Extremitäten in eine andere Lage gebracht werden, so drückt man zunächst vorsichtig mit dem Handrücken die Kissen ein und schiebt dann, damit die Hebefläche möglichst gross sei, die Finger in gespreizter Haltung langsam vor. Beim Heben des Unterschenkels kommt die eine Hand unter das Kniegelenk, die andere unter die Achillessehne; um den Vorderarm richtig zu halten, greift man mit der einen Hand unter das Ellenbogengelenk und mit der anderen unter das Handgelenk, wobei auch zugleich die Hand mit unterstützt werden muss.

Soll ausnahmsweise ein Glied von obenher gefasst werden, so müssen dabei die Finger wie eine Zwinge herumgreifen, nicht aber wie eine Zange packen.

Ferner ist beim Heben noch Gewicht darauf zu legen, dass immer die eine Hand oberhalb der kranken Stelle, die andere unterhalb derselben zu liegen kommt.

Hat man nun das Bein oder den Arm in die gewünschte Lage gebracht, so zieht man seine Hände nicht rasch und hastig zurück, sondern langsam und vorsichtig, indem man, ebenso wie beim Unterschieben, die Kissen etwas eindrückt.

Patienten, denen eine Bauchoperation gemacht worden ist,

müssen wenigstens die erste Zeit die Beine in gebeugter Stellung halten, um die Muskulatur des Abdomens zu entspannen. Zu diesem Zwecke genügt es, ein Kissen unter die Knie zu legen und ein zweites als Stütze unter die Füsse, damit in den Sprunggelenken sich keine Schmerzen einstellen.

Nicht selten ist es erforderlich, Kranke so zu betten, dass entweder der Kopf oder die Füsse höher zu liegen kommen. In solchen Fällen schiebt man dann unter die Bettfüsse am Kopf- resp. Fussende Holzklötze, Ziegelsteine od. dgl. m.

Liegt ein Kranker längere Zeit zu Bett, so besteht immer die Gefahr, dass sich irgendwo ein Dekubitus ausbilde. Dieser kann besonders leicht dort entstehen, wo zwischen Knochen und Haut wenig Fettgewebe vorhanden ist — so in der Gegend des Kreuzes, an den vorspringenden Stellen der Schulterblätter, Wirbelsäule, Ellenbogen und Fersen. Begünstigende Momente dafür sind Falten in der Unterlage, Unsauberkeit und Liegen auf feuchtem resp. nass gewordenem Laken.

Diese bei einer Krankheit auftretende Komplikation lässt sich jedoch so gut wie immer vermeiden, selbst bei sehr geschwächten Patienten (ausgenommen in gewissen Fällen von Nervenleiden). Als vorbeugende Mittel dienen: Abreibungen des Kreuzes mit Essig, Zitronensäure, Alkohol etc., öfteres Wechseln der Lage, Glätten der Falten, die sich so leicht in der Unterlage und im Hemde bilden, und schliesslich peinliche Sauberkeit wie Trockenhalten der Haut und Wäsche.

Sobald der Kranke über Brennen und Schmerzen klagt, oder die Schwester irgendwo an der Haut rote Flecken wahrnimmt (bewusstlose Kranke sind darauf mehrmals im Laufe des Tages zu untersuchen), ist mit dem Unterschieben eines Luftringes nicht mehr zu zögern. — Beim Zurechtmachen eines solchen Ringes muss man 1. ihn nicht zu stramm aufblasen und 2. ihn mittelst einiger Bindentouren in eine Schicht von Watte oder Holzwolle einwickeln, damit die Haut nicht direkt mit dem Gummi in Berührung geraten kann. Denselben Dienst leistet auch ein Stück Flanellstoff, nur ist der Teil, der in den Hohlraum des Ringes zu liegen kommt, kreuzförmig einzuschneiden; sonst spannt er sich zu sehr und drückt dann gerade die Partie des Körpers, die frei liegen soll.

Noch besser eignen sich **Wasserringe** zum Schutze gegen das Wundliegen. Beim Tragen und Zurechtrücken derselben darf man jedoch niemals am Schlauche, der zum Füllen dient, anfassen resp. ziehen.

Das beste, aber auch teuerste Mittel ist jedoch die **Wassermatratze**. Will man sie gebrauchen, so legt man sie zunächst leer aufs Bett und gewöhnlich nicht auf die obere Matratze, sondern direkt auf die untere (die aber nicht aus Drahtgeflecht bestehen darf). Da diese letztere infolge des Schwitzens der Wassermatratze bald verderben würde, muss man der Vorsicht wegen noch zwischen beide einen wasserdichten Stoff ausbreiten. Zum Füllen öffnet man dann die beiden Schläuche, die in den diagonal gegenüberliegenden Ecken der Wassermatratze angebracht sind, hält sie in die Höhe und lässt, während man durch den einen das Wasser hineingiesst, durch den anderen die Luft entweichen. Man kann übrigens auch so vorgehen, dass man nur den einen Schlauch benutzt und den anderen geschlossen lässt — das Wassereingiessen nimmt dann nur bedeutend mehr Zeit in Anspruch. Für eine Matratze von der Grösse eines Kopfkissens sind 2—3 Eimer Wasser nötig, für solche, die $3/4$ oder die ganze Länge des Bettes einnehmen — 6—8 Eimer. Die Temperatur des Wassers soll 20—25° betragen; bei strenger Kälte etwas mehr, im Hochsommer weniger. Das Temperieren ist jedoch ganz vom subjektiven Empfinden des Patienten abhängig zu machen. — Damit das Wasser nicht faule, füge man einige Esslöffel Bor- oder Salizylsäure hinzu und nehme besonders im Sommer häufig einen teilweisen Wasserwechsel vor. Bei kalter Jahreszeit ist zur Verhinderung des Abkühlens täglich eine Kanne voll abzulassen und durch entsprechend heisses Wasser zu ersetzen. Um sich nun davon zu überzeugen, ob man auch die genügende Menge eingegossen hat, lege man sich auf die Matratze: gibt sie nur wenig nach, so ist zuviel Wasser darin, fühlt man die harte Unterlage durch, so zu wenig. Das genauere Regulieren lässt sich übrigens auch vornehmen, wenn der Kranke bereits daraufliegt.

Über die Wassermatratze[1]) kommt ein dickeres Tuch oder eine Decke, damit, ebenso wie beim untergeschobenen Ringe, der

---

[1]) Damit die Wassermatratze vor dem Beschmieren geschützt werde, ist es ratsam, einen weichen Gummistoff darüber zu breiten.

Körper nicht direkt auf dem Gummistoffe liege und genügend ausdünsten könne, und dann erst das Laken. Die an den Längsseiten des Bettes herunterhängenden Teile des Tuches (der Decke) und Lakens sind gut anzuziehen und unter die Wassermatratze zu schlagen, um jede Faltenbildung zu verhindern und schliesslich ist noch ein Querlaken auszubreiten, falls Patient an stark sezernierenden Wunden leidet oder Stuhl und Urin nicht halten kann (siehe Fig. 5, 6 oder 7).

Auf solch einem mit einer Wassermatratze versehenen Bette kann selbst ein Kranker mit Dekubituswunden so gut wie ohne Schmerzen liegen, und nur selten ist noch ausserdem ein Luft- oder Wasserring erforderlich[1]).

In Anbetracht dessen, dass das Bett beim Benützen einer Wassermatratze ein bedeutendes Gewicht zu tragen hat, muss es auf seine Festigkeit vorher genau geprüft werden.

Zeigen sich an der Hacke oder am Ellenbogen verdächtige rote Flecke, so ist es nötig, den betreffenden Körperteil mit einem aus Watte oder Holzwolle hergestellten Ringe (oder mit einem im Handel erhältlichen kleinen Gummiringe) zu unterstützen.

Sollte Patient den Druck der Decke nicht vertragen, so muss man über den Leib, die Beine, resp. Füsse ein Drahtbogengestell legen. Oft genügt es auch, wenn man das Ende der Decke über die Fusslehne des Bettes zieht; doch sorge man dann dafür, dass von untenher keine kalte Luft Zutritt habe.

Bei all diesen Hilfeleistungen kommt es darauf an, dass von jeder Seite der Zugang zum Bette leicht und bequem sei. Es ist daher das Beste, wenn letzteres nicht an der Wand, sondern frei steht (jedoch nicht zu nahe vom Ofen oder Fenster). Ausserdem gilt es noch beim Lagern der Extremitäten als Regel, nicht von der gesunden Seite her, sondern stets von der dem kranken Gliede entsprechenden anzugreifen.

---

[1]) Nach dem Gebrauch ist das Wasser herauszulassen und die Matratze gut abzuwaschen, mit Talk einzureiben und ordentlich zusammenzulegen oder auf einen Stab aufzurollen. Da Gummimatratzen aber beim Aufbewahren im trockenen Zustande leicht verderben, sind sie wenigstens einmal im Monat auf einige Stunden mit Wasser zu füllen.

Die Hilfeleistungen beim Aufstehen, Gehen auf Krücken usw.

Darf Patient nach längerem Krankenlager wieder aufstehen, so lasse man ihn zunächst nur kurze Zeit, aber öfters, im Bette sitzen. Erst wenn sich das Schwindelgefühl ganz gegeben hat, gestattet man ihm, das Bett zu verlassen und einige Schritte zu machen. Hierbei muss aber die Schwester neben dem Kranken stehen, um ihn, falls es erforderlich ist, zu unterstützen resp. zu halten.

Gewöhnlich begehen Rekonvaleszenten den Fehler, gleich lange Zeit ausserhalb des Bettes zu sein. Dabei überanstrengen sie sich aber und müssen dann um so länger wieder liegen. Das beste Mittel, um „schnell auf die Beine zu kommen", bleibt jedoch häufiges Aufstehen, wobei das Stehen und Gehen in den ersten 2—3 Tagen immer nur wenige Minuten dauern soll.

Es gibt aber auch Kranke, die trotz der Anordnung des Arztes nicht aufstehen möchten. Zu diesen gehören vornehmlich solche mit Beinbrüchen, weil sie die bei den Bewegungen auftretenden Schmerzen fürchten. Für die schnellere und festere Verwachsung eines Bruches sind aber Stehen und Gehen von grosser Bedeutung; die Schwester muss daher sehr energisch und konsequent eingreifen, aber auch alles mit Umsicht bedenken, vorbereiten und vor allem es verstehen, in richtiger Weise zu helfen.

Ein Patient, dem das gebrochene Bein eingegipst worden ist, der also mit dem Fuss den Boden nicht berühren darf und doch aufstehen und gehen soll, braucht unter den Fuss des gesunden Beines eine erhöhte Sohle resp. Hacke. Die Schwester hat also dafür zu sorgen, dass dem Schuh eine genügend hohe, etwa 2—3 fingerdicke Sohle aus Filz untergenäht werde [1]). Das gleiche muss auch geschehen, wenn der immobilisierende Verband zum Gehen eingerichtet worden ist. Um nämlich die Bruchstelle von jedem Druck zu entlasten, läuft unter der Sohle eine steigbügelförmige Schiene, die ein direktes Auftreten verhindert — das kranke Bein also gleichsam verlängert und das gesunde infolgedessen zu kurz erscheinen lässt.

Ferner sind zum Gehen zwei Krücken erforderlich.

---

[1]) Die erhöhte Sohle darf nicht aus Leder gemacht sein, da der Patient leicht ausgleiten kann.

Reicht der Gipsverband nur bis zum Oberschenkel hinauf, so ist das Aufsetzen und Aufstehen mit keinen besonderen Schwierigkeiten verbunden. Umfasst aber der Verband zugleich auch das Becken, so ist ein Sitzen ausgeschlossen; der Patient muss dann direkt aus der horizontalen Lage zum Stehen gebracht werden. Bei Kindern kommt die Schwester dabei allein zurecht, bei Erwachsenen braucht sie dagegen in der ersten Zeit eine kräftige Hilfe. Beide haben dann in folgender Weise vorzugehen: nach-

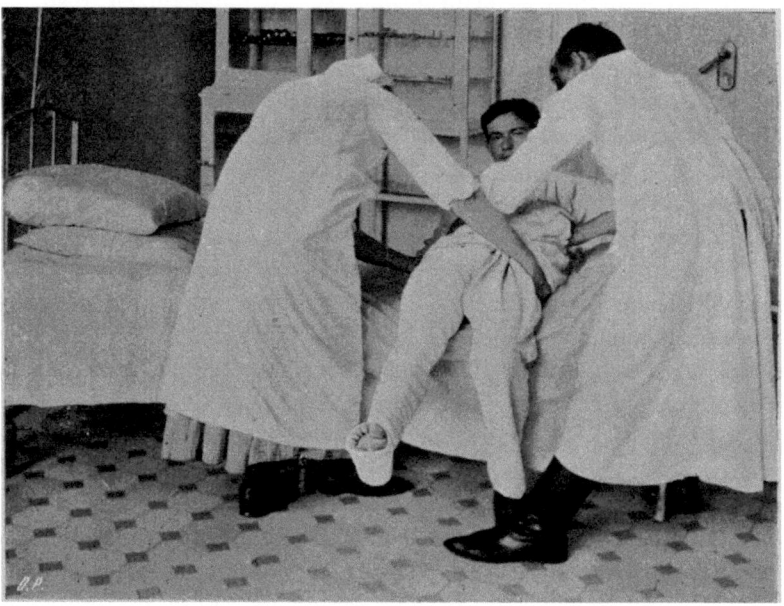

Fig. 10. Wie ein Patient mit einem Gipsverbande ums Becken und Bein beim Aufrichten anzufassen ist.

dem der Patient mit der dem kranken Beine entsprechenden Seite möglichst nah an den Rand des Bettes gerückt ist, fasst die auf derselben Seite stehende Person (A) die Beine, die andere (B) von der entgegengesetzten die Schultern und drehen den Körper quer zur Längsrichtung des Bettes, wobei sie ihn zugleich auch noch ein wenig nach unten schieben. Während nun der Patient selbst mit der Hand der gesunden Seite die Lehne am Fussende ergreift und den Fuss des gesunden Beines möglichst nah ans Bett zieht, hilft man ihm, sich aufzustellen, indem man den Oberkörper aufrichtet. Zu diesem Zwecke geht die Schwester (B) von der Seite, wo der Kopf des Patienten sich befindet, rasch auf die andere, stellt ihren entsprechenden Fuss quer vor den gesunden Fuss des Kranken, um das Rutschen nach vorne zu verhindern, und greift mit den Händen in die Achselhöhlen, während die andere (A) das Becken umfasst (Fig. 10).

Sobald Patient nun steht, halten sie ihn, wie es in Figur 11 angegeben ist, d. h. jede stützt mit einer Schulter den Kranken unter der Achsel, umfasst mit dem entsprechenden Arme seinen Rücken und legt mit der anderen Hand den Arm des Kranken um den eigenen Nacken, und hält ihn so am Handgelenke fest.

Gewöhnlich kann Patient das erstemal nur wenige Minuten stehen: Die Muskeln fangen zu zittern an, das Gesicht wird blass, Schweiss tritt auf — eine Ohnmacht ist also im Anzuge. Um dieses zu verhindern, lege man den Kranken lieber rechtzeitig ins Bett zurück. Wie hierbei der Patient gehalten werden muss, ist aus dem eben Gesagten leicht zu ersehen.

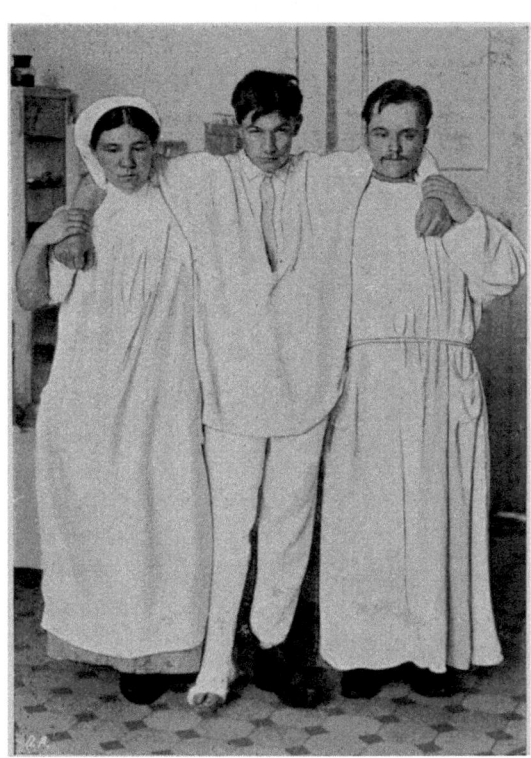

Fig. 11. Wie ein Patient mit einem Gipsverbande ums Becken und Bein beim Stehen zu halten ist.

Wenn der Kranke erst wieder vollständig das Gleichgewicht erlangt hat und sich schon länger auf den Beinen halten kann, so gibt man ihm die Krücken.

Diese müssen etwas länger als der Abstand von den Fusssohlen bis zu den Achselhöhlen sein, denn 1. geben die Schultern, solange

Patient noch schwach ist, stark nach und gehen demnach in die Höhe und 2. sollen die Krücken nicht parallel zu den Füssen, sondern divergierend nach unten hin gehalten werden. Die oberen Enden der Krücken sind mit einem weichen Stoffe gut zu umwickeln, damit beim Aufstützen die Muskeln der Achsel nicht zu schmerzen anfangen, und die unteren gegen das Ausgleiten mit Gummihülsen zu versehen.

Beim Gebrauche ist vor allen Dingen darauf zu achten, dass die Krücken nicht einzeln nacheinander, sondern immer gleichzeitig auf den Boden gesetzt werden. Befolgt Patient diese Vorschrift nicht, so kann er sehr leicht stürzen. Ferner müssen die Krücken nicht geradlinig, sondern mit einem leicht nach aussen konvexen Bogen vorgesetzt werden, da sie sonst durch Schleifen am Fussboden den Patienten aus dem Gleichgewicht bringen können. Wenigstens in der ersten Zeit soll der Patient nicht zu lange Schritte machen und dabei die Füsse niemals vor die die beiden Krückenenden verbindende Linie aufsetzen, damit er ein wenig nach vorne übergebeugt auf den Krücken eine sicherere Stütze finde.

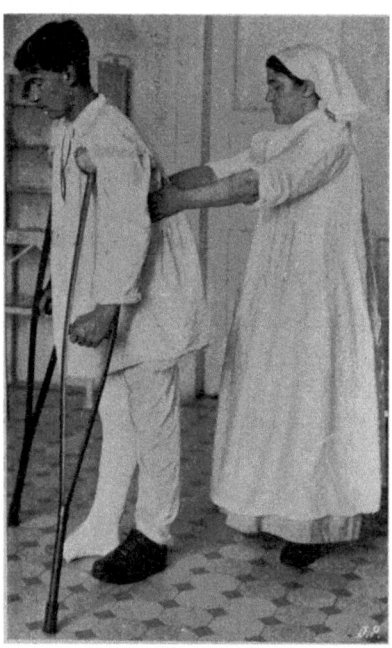

Fig. 12. Wie auf Krücken zu gehen ist.

Solange Patient noch einigermassen unsicher geht, muss die Schwester ihn von hinten an der Taille festhalten, oder die Krücken dirigieren (siehe Fig. 12).

Geht Patient schon absolut sicher, so gewöhne man ihn, den Fuss des kranken Beines, wenn auch nur ganz vorsichtig, auf den Boden zu setzen, damit er den normalen Gang nach Möglichkeit einhalte. Das kranke Bein soll eben — falls das Leiden es überhaupt gestattet — nicht einfach herunterhängen, sondern im Hüftgelenke die Bewegungen nach vorn und hinten mitmachen.

Wenn sich Patient setzen oder hinlegen will, so müssen zuerst die Krücken aus den Achselhöhlen entfernt werden, weil er sich sonst sehr leicht beschädigen kann.

Statt der Krücken kann man auch Gestelle benutzen, wie sie für Kinder zum Erlernen des Gehens in Gebrauch sind. — Genügt als Stütze ein einfacher Stock, so soll das Ende mit einer Gummihülse versehen sein. Will die Schwester dem Kranken beim Gehen eber selbst behilflich sein, so muss sie neben oder hinter ihm stehend seine Taille umfassen, oder aber von der Seite her einen Arm des Patienten sich um den Nacken legen und ihn am Handgelenke festhaltend vor der eigenen Brust herunterziehen (die andere Hand stützt dann den Rücken, wie es aus Figur 11 ersichtlich ist); wenn nur eine leichte Unterstützung erforderlich ist, so fasst die Schwester den Kranken in gewöhnlicher Weise am Arme.

Ferner wäre noch zu erwähnen, dass beim Zusammengehen beide den gleichen Fuss vorsetzen und gleich grosse Schritte machen.

Nach der Narkose muss der Kranke in ein gut vorgewärmtes Bett gelegt und in mehrere Decken ordentlich eingehüllt werden. Die Kopfstelle darf nicht hoch sein. Sobald die Gliedmassen sich etwas kühler anfühlen sollten, wende die Schwester Wärmflaschen an. Damit aber diese die Haut nicht verbrennen, sind sie in Handtücher einzuwickeln.

Ist Patient noch nicht vollständig erwacht, so gebärdet er sich öfters recht unruhig; daher hat immer jemand auf ihn aufzupassen und ihn festzuhalten, wenn er eine unerlaubte Lage einnimmt oder gar mit den Händen unter den Verband gerät.

Schläft er, so darf man ihn, falls Puls und Atmung gut und regelmässig sind, nicht aufwecken; man verdunkle nur das Zimmer und sorge für absolute Ruhe.

Treten plötzlich Schwächezustände oder Blutungen auf, so melde man das sogleich dem Arzte.

Kommt es zum Erbrechen, so drehe man den Kopf zur Seite wenn es angeht auch den Oberkörper), damit der Mund möglichst nach unten gerichtet sei; fange das Erbrochene in einem Handtuch oder einer Schale auf, um die Bett- und Leibwäsche oder den Verband vor Beschmutzung zu schützen; falls Patient die Zähne aufeinander presst, schiebe man einen Löffel oder Spatel dazwischen oder drücke mit Gewalt den Unterkiefer herunter, um die Mundhöhle resp. den Rachen ordentlich auswischen zu können. Alles das muss aber schnell und zielbewusst geschehen. — Sollte das Würgen nicht nachlassen, so lege man einen Beutel mit warmem Wasser auf die Magengrube und fordere den Kranken auf, langsam und ruhig zu atmen. Nur im äussersten Falle gebe man ihm teelöffelweise Wasser zu schlucken, am besten recht warmes; Eispillen nützen kaum.

Um dem Erbrechen nach der Narkose vorzubeugen, sollte man dem Patienten die ersten 24 Stunden lieber nichts zu trinken geben. Dies lässt sich aber nur bei Erwachsenen, nicht aber bei kleinen Kindern durchführen. Ein häufiges Spülen des Mundes oder kleine Wasserklistiere (etwa ein Glas zur Zeit) beseitigen meist sehr gut das auftretende Durstgefühl. Am nächsten Tage kann der Patient dann Flüssigkeit zu sich nehmen, zunächst allerdings nur schluck- oder teelöffelweise und, wenn er so das erste Glas gut vertragen hat, auch mehr auf einmal (falls der Arzt es nicht ausdrücklich verboten hat).

Ist der weitere Verlauf normal, tritt absolut kein Übelkeitsgefühl mehr auf, und hat der Darm wieder richtig zu funktionieren angefangen, so erhält der Patient vom 3., 4. Tage an gemischte Kost.

Mit dem Lüften des Krankenzimmers sei man die ersten Tage sehr vorsichtig, da Narkotisierte keinen Zug und keine starken Temperaturunterschiede vertragen.

Wie der Kranke zu einer Operation vorzubereiten ist, bestimmt der Arzt selbst[1]). Die Schwester hat nur die Aufgabe, die Anordnungen genau auszuführen und dafür zu sorgen, dass der Patient vor der Operation sich gut die Zähne reinige, eventuell das künstliche Gebiss herausnehme und nicht heimlich trinke oder gar esse. Ferner muss sie darauf sehen, dass er auch in liegender Lage zu urinieren verstehe; kann er das nicht, so soll er das erlernen.

---

[1]) Zu den Anordnungen gehören: ein Bad, Abführmittel, Rasieren, Kompressen, Schlafmittel etc.

Schwitzt ein Kranker, so wische man ihm öfters das Gesicht ab, schliesse die Fenster und halte jede Zugluft fern. Ist der Schweisszustand vorüber, so trockne man den Körper ab (am besten erst mit einem feuchten und dann trocknen Tuche), pudere ihn ein und wechsele die Wäsche.

Kalter Schweiss ist im allgemeinen ein schlechtes, warmer ein gutes Zeichen.

Wichtig ist auch, besonders in heisser Jahreszeit, dem Feuchtwerden des Rückens vorzubeugen; zu diesem Zwecke streue man auf das Unterlaken ein den Schweiss aufsaugendes Pulver (Bolus alba, Talk, Kartoffelmehl etc.).

Bei Patienten, die im bewusstlosen Zustande liegen, achte man auf die Stellung des Kopfes (ist er zu stark nach vorn gefallen, so kann die Atmung dadurch behindert werden). In bestimmten Zwischenräumen nähre man sie und gebe ihnen vor allem genügend zu trinken, doch nur wenig auf einmal, damit sie sich nicht verschlucken; reinige ihnen öfters den Mund; sorge für regelmässigen Stuhlgang und entleere wenigstens 2—3 mal in 24 Stunden die Harnblase.

Phantasiert ein Kranker, so hat beständig jemand an seinem Bette zu wachen.

Bei Ohnmachtsanfällen (charakteristische Zeichen sind Blässe des Gesichtes, kalter Schweiss, oberflächliches, schwaches Atmen, kaum fühlbarer Puls) lagere man den Kopf niedrig, die Beine hoch, damit das Blut reichlicher dem Gehirn zuströme; reize durch scharf riechende Mittel die Nasenschleimhaut, um tiefere Atembewegungen auszulösen, und besprenge das Gesicht eventuell noch mit kaltem Wasser. — Das Blasen ins Gesicht hilft kaum und ist ausserdem auch unhygienisch.

Während der Nachtwache darf die Schwester es sich bequem machen; sie muss jedoch angekleidet bleiben und neben dem Bette des Patienten sitzen. Ist ein beständiges Warten und Aufpassen nicht nötig, so kann sie sich auch hinlegen, doch nicht zu weit vom Kranken. Um sich munter zu halten, sind Tee und Kaffee das beste Mittel. Alkohol ist zu vermeiden.

In schweren Fällen ist es wünschenswert, dass eine Hilfsperson in der Nähe sei.

Die Ernährung.

Bei der Ernährung des Kranken in einem Hospital hat die Schwester hauptsächlich darauf zu achten, dass er die ihm vorgeschriebene Kost auch erhält und genügend davon isst. Mitunter muss sie auch bei den Mahlzeiten zugegen sein und die nötigen Hilfeleistungen tun. In der Privatpraxis soll sie ausserdem noch die Nahrungsmittel auf ihre Güte hin kontrollieren, selbst zu kochen verstehen und ein richtiges Menü zusammen stellen können[1]).

Im Interesse einer möglichst genauen Erfüllung der Diätvorschriften ist es speziell in der Privatpraxis wünschenswert, dass sich die Schwester den vom Arzt bestimmten Speisezettel aufschreibe. In einem ernsten Krankheitsfalle muss sie aber ausserdem noch die Quantität der vom Patienten genossenen Speisen notieren, damit der Arzt sich ein klares Bild über die genügende resp. ungenügende Zufuhr an Nährstoffen machen kann[2]).

Vor jeder Mahlzeit hat die Pflegerin nicht nur dem Kranken, sondern auch sich selbst die Hände zu waschen. Sie muss dafür sorgen, dass die Speisen richtig temperiert und appetitlich gereicht werden, dass der Patient alles gründlich zerkaue und nicht zu schnell esse, dabei wenig trinke und möglichst wenig rede. Wenn er die angesagte Portion nicht aufessen will, so versuche sie ihn durch vernünftige Vorstellungen dazu zu bewegen, berücksichtige jedoch gewisse Gewohnheiten und den Widerwillen der Kranken

---

[1]) Ist dem Kranken keine bestimmte Diät verordnet und alles zu essen gestattet worden, so hat die Schwester dafür Sorge zu tragen, dass die Zusammensetzung der Speisen auch eine rationelle sei (Fastenkost ist nach Möglichkeit zu vermeiden). Bekanntlich besteht unsere Nahrung aus Kohlenhydraten, Eiweiss und Fett, wozu dann noch gewisse Genussmittel hinzukommen. In der vegetabilischen Kost sind die zucker- und mehlhaltigen Bestandteile — die Kohlenhydrate — vorwiegend, in der animalischen — das Eiweiss, und das Fett ist in beiden vorhanden. Da nun gewöhnlich von den Meisten viel zu viel Fleisch genossen wird, so achte die Schwester darauf, dass wenigstens der Kranke das richtige Verhältnis dieser drei Gruppen von Nahrungsmitteln einhalte — nämlich möglichst viel Gemüse, Obst und Mehlspeisen, Fleisch aber im Verhältnis wenig esse.

[2]) Auch gegen die Meinung, dass die gewöhnliche noch so „kräftige" Bouillon nahrhaft sei, muss aufmerksam gemacht werden. Das Eiweiss wird nämlich beim Kochen ausgeschieden (gerinnt), und die klare Flüssigkeit enthält nur anregende Stoffe und Salze, absolut keinen Nährstoff.

gegen bestimmte Gerichte. Nach der Mahlzeit muss der Patient den Mund spülen.

Sehr wichtig ist, dass die Koststunden pünktlich eingehalten werden; schläft jedoch der Patient gerade zu der Zeit, so darf er nicht geweckt werden.

Bei Benommenen muss, wie schon vorhin bemerkt, die Verabfolgung der Nahrung regelmässig vorgenommen und ihnen vor allem Flüssigkeit in genügenden Mengen eingeflösst werden.

Bettlägerige, die selbständig essen können oder dazu gezwungen werden sollen (um z. B. ein versteiftes Handgelenk zu üben), erhalten die Speisen auf besonders dazu konstruierten Gestellen. Fehlen solche, so lässt sich leicht eine passende Unterlage improvisieren. Um dem Patienten die Stellung, die er dabei einnimmt, zu erleichtern, ist der Rücken mit Kissen zu unterstützen.

Wenn der Kranke aber nicht imstande ist, sich selbst zu bedienen, so muss die Schwester ihm helfen, indem sie mit der einen Hand den Kopf unterstützt, vielleicht auch ein wenig hebt, und mit der anderen ihm vorsichtig und langsam das Essen in den Mund bringt.

Schwieriger ist es, einem Kranken in tiefer Rückenlage das Essen zu verabreichen und ganz besonders die flüssige Kost ihm so beizubringen (wie z. B. nach Operationen am Halse, im Gesicht, Munde). In nicht komplizierten Fällen genügt es gewöhnlich, das Glas nur bis zur Hälfte zu füllen, bequemer geschieht das Verabreichen jedoch aus einer Schnabelkanne, bei der aber Griff und Schnabel nicht gerade gegenüber, sondern, wie schon früher erwähnt, im rechten Winkel zueinander stehen. Liegt Patient vollständig horizontal, so muss über den Schnabel der Kanne noch ein Gummirohr gezogen werden, wobei natürlich vorauszusetzen ist, dass er die Kraft besitzt, die Flüssigkeit auch anzusaugen. In derselben Weise lässt sich mit einem knieförmig gebogenen Glasrohr das Trinken aus einem Glase ermöglichen; das ist speziell dann angezeigt, wenn Wunden an den Lippen und im Munde mit Speiseteilen nicht in Berührung kommen sollen.

Nach Operationen im Rachen, Kehlkopf und oberen Abschnitte der Speiseröhre kann eine Ernährung mittelst Schlundsonde erforderlich sein; wie das zu geschehen hat, siehe unter Kapitel III.

Ebenso ist in folgendem Abschnitte nachzulesen, wie die Ernährung durch eine Magenfistel, durch den Mastdarm und auf subkutanem Wege vorgenommen wird.

Über die Ernährung in den ersten Tagen nach der Narkose ist das Nötige bereits gesagt worden.

Beim Ernähren eines Patienten soll die Schwester, wie schon oben bemerkt, sich möglichst strikt an die Vorschriften des Arztes halten, denn jeder Diätfehler rächt sich am Kranken schwerer als am Gesunden.

III.
Die Hilfeleistungen während der ärztlichen Visite und die Ausführungen der Verordnungen.

Während der Visite des Arztes muss die Schwester immer zugegen sein. Sie hat für die nötige Ruhe zu sorgen, selbst still zu sein, die Türen zu schliessen, ihre Beobachtungen mit kurzen, klaren Worten dem Arzte mitzuteilen und nur dann an ihn Fragen zu stellen, wenn ihr etwas von den Anordnungen nicht verständlich ist.

Beim **Untersuchen** oder **Verbinden** des Patienten ist es ihre Aufgabe, darauf zu achten, dass er die richtige Stellung einnehme, und Decke, Laken, Hemd oder Kissen nicht im Wege seien. Sie muss ihn unterstützen oder festhalten, falls es nötig ist, und für genügende Beleuchtung sorgen.

Handelt es sich um einen Verbandwechsel im Privathause, so sind die notwendigen Instrumente, gewöhnlich eine Sonde, Pinzette und Schere, schon vorher auszukochen, die Verbandstoffe bereit zu legen und vor allem Vorbereitungen zu treffen, damit die Wascheinrichtung auch den chirurgischen Ansprüchen vollauf genüge. Alles eben Aufgezählte findet man gewöhnlich in einer Anstalt bereit, in einer Privatwohnung dagegen muss man sich mit dem behelfen, was vorhanden ist, und dabei doch betreffs der Aseptik das gleiche leisten.

Zum Sterilisieren der Instrumente genügt durchaus ein Kochgeschirr. Ist als Zusatz zum Wasser weder Soda noch Stinkspiritus (Ammoniak) vorhanden, so kocht man sie eben nur in reinem Wasser (5 Minuten). Bis zum Verbandwechsel bleiben die Instrumente dann im bedeckten Gefässe unberührt liegen.

Die **Verbandstoffe** bezieht man fertig aus der Apotheke; im Notfalle kann man aber auch Marly oder Leinwand durch Kochen keimfrei machen und dann gut ausgedrückt feucht auf die Wunde legen. Soll das ausgekochte Verbandmaterial jedoch trocken in Anwendung kommen, so eignet sich dazu vorzüglich das Plätten desselben mit einem Bügeleisen.

Ist zum Bereitlegen der Instrumente und Marly eine sterile Unterlage erforderlich, so nehme man einen grösseren Teller, giesse ein wenig Alkohol darauf, verteile ihn über die ganze Oberfläche und zünde ihn an. 15 Sekunden langes Einwirken der Flamme genügt gewöhnlich, um alle anhaftenden Mikroben zu töten.

Sollte es Eile haben, so kann man auch die Instrumente auf eben angegebene Weise keimfrei machen, oder aber man hält sie über ein Spirituslämpchen; fehlt letzteres, so nehme man ein mit Alkohol getränktes Wattebäuschchen, das man auf einer Metallunterlage anzündet.

Als **Waschvorrichtung** eignet sich sehr gut der sog. russische Waschtisch mit Pedaleinrichtung, man muss nur das Reservoir gründlich reinigen und abgekochtes Wasser hineingiessen. Absolut zuverlässig steriles Wasser erhält man, wenn man eine Teemaschine etwa 4—6 Stunden vor dem Verbandwechsel aufstellt. Innerhalb dieser Zeit kühlt das Wasser so weit ab, dass es zum Waschen der Hände gerade die richtige Temperatur hat. Ist an der Teemaschine kein gewöhnlicher Kran, sondern ein solcher mit längerem Fortsatze, angebracht, so kann die sich waschende Person mit dem Ellenbogen den Hahn bequem auf- und zudrehen, ohne ihn mit dem Finger berühren zu müssen. Stellt man also die Teemaschine auf einen Tisch, davor einen Stuhl mit einer Waschschale, so hat man eine ideal saubere Waschvorrichtung.

Über alle weiteren Hilfeleistungen beim Wechseln eines Verbandes siehe unter Kapitel VI.

Damit die Schwester die getroffenen **Anordnungen des Arztes** pünktlich und richtig **ausführe**, und vor allem auch nichts vergesse, soll sie sich alles aufschreiben.

Die Medikamente für den inneren Gebrauch müssen auf der einen Seite des Tisches stehen, die für den äusseren — auf der anderen. Um jeder Verwechselung vorzubeugen, lässt der Apotheker die Medizin zum Einnehmen in runden Flaschen mit weissen Etiketten ab, die für die äussere Anwendung aber in Schachteln oder eckigen Flaschen mit farbiger Signatur. Vor dem Gebrauche vergewissere man sich jedenfalls, ob man auch die richtige Medizin genommen hat. Zum Eingeben von Flüssigkeiten sind kleine gradierte Gläser geeigneter als Löffel, da letztere von einigen Mitteln angegriffen werden. Den Patienten lasse man die Medizin nie selbst eingiessen. Kindern, die den Mund nicht öffnen wollen, halte man die Nasenlöcher fest und giesse dann (nachdem sie den Mund unwillkürlich geöffnet haben) die Medizin vorsichtig ein; in derselben Weise muss man auch bei Bewusstlosen vorgehen.

Wenn man die Medikamente tropfenweise verabreichen soll, so lässt man sie in ein trockenes, reines Glas fallen und giesst dann erst etwas Wasser hinzu. Das Abzählen geschieht am besten so, dass man den Rand des Flaschenhalses anfeuchtet, den Korken dann ganz lose daran stützt und an ihm die Tropfen herunterfallen lässt; zu diesem Zwecke gibt es übrigens auch spezielle Tropfenzähler.

Säuren und Eisenpräparate, die die Zähne schädigen könnten, lasse man durch ein Rohr ansaugen.

Pillen sind mit einem Löffel, nicht direkt aus der Hand zu geben.

Pulver löst man in etwas Wasser auf; sind sie unlöslich, oder haben sie einen schlechten Geschmack, so verabreicht man sie in Oblaten. Man soll die Oblaten aber nicht in der Hohlhand halten, sondern sie auf einen Teller oder grösseren Löffel legen.

Beim Einreiben scharfer Salben lasse man besonders zarte Hautpartien frei, wie z. B. Achselhöhlen, Kniekehlen, Augenlider, Geschlechtsteile.

Suppositorien führt man, nachdem man das Wachspapier, in dem sie eingewickelt sind, entfernt und die Spitze mit Öl oder Vaselin etwas bestrichen hat, vorsichtig in den After so tief hinein, dass von ihnen nichts mehr zu sehen ist.

Zu Einspritzungen unter die Haut benützt man heutzutage nur noch solche Spritzen, die sich auskochen lassen. Die besten sind die sog. Rekordspritzen und diejenigen, die ganz aus Glas bestehen. Vor dem Kochen überzeuge man sich stets, ob die Nadel nicht verstopft und die Spritze undicht geworden ist.

Die Einspritzung selbst und die Vorbereitungen dazu macht man in folgender Weise: in ein kleines mit einem Deckel versehenes Gefäss legt man 4—5 Wattebäuschchen und auf diese die auseinandergenommene Spritze[1]), die Nadel und das Fläschchen mit Medizin (wenn letztere, wie Morphium, Arsenik; Novokain etc., gekocht werden darf). — Hat das Medizinfläschchen einen so engen Hals, dass die Spritze nicht durchgeht, so besorge man eines mit einem weiteren Hals, oder koche ein kleines Schälchen mit aus, um nachher die Medizin dahinein giessen zu können. Der Glasstöpsel oder Korken ist vor dem Kochen abzunehmen und durch einen Wattebausch zu ersetzen.

Da die gewöhnlichen Nadeln sehr leicht rosten und undurchgängig werden, so sind sie immer mit einem durchgezogenen feinen Draht (Mandrin) zu kochen. Viel besser sind die Platinanadeln, die nicht rosten, daher keine Drahteinlage brauchen und bedeutend länger vorhalten.

Nachdem man nun Spritze und Medizin ins Gefäss gelegt hat, giesst man reines, am besten abgekochtes Wasser darauf, ohne jedoch Soda hinzuzufügen (da einige Medikamente bei Zusatz von Soda einen Niederschlag geben) und lässt beides, Spritze wie Medizin, von dem Momente an, wo das Wasser brodelt, 5 Minuten lang kochen. Ist das Wasser abgekühlt, so hebt man den Deckel ab und legt ihn (falls keine Hilfe vorhanden ist) so auf ein Wasserglas, dass die innere, durch den Wasserdampf steril gemachte Seite nach oben gekehrt ist (hierbei darf man aber mit den Fingern die innere Seite nicht berühren). Den Deckel kann man natürlich auch auf andere Weise hinlegen, z. B. auf 2 gleich dicke Bücher, wobei der Griff dann dazwischen zu liegen kommt. Hierauf entfernt man vom Medizinfläschchen den Wattepfropf und entblösst für die Injektion eine Stelle am Körper. Gewöhnlich wählt man die Streckseite des Vorderarmes, ebenso eignet sich auch dazu die äussere hintere Hälfte des Oberarmes, die äussere des Oberschenkels, der Rücken und die Bauchgegend.

---

[1]) Gegenstände aus Glas soll man niemals ohne Watte- oder Marlyunterlage kochen, da sie sonst leichter platzen.

Nach Reinigung der Hände mit Wasser, Seife und Alkohol (vgl. unter Kapitel IV) legt man die Spritze zusammen, ohne den Teil des Stempels, der im Zylinder läuft, zu berühren, zieht die Medizin auf und setzt die Nadel, die man aber nur am Ansatzstück (Kanüle) anfasst, fest darauf. Um die Luftblasen zu entfernen, hält man die Spritze senkrecht nach oben und lässt so viel Flüssigkeit heraus, bis damit zugleich auch das letzte Bläschen entfernt ist. Will man sich noch vergewissern, dass die Spritze jetzt nur noch Injektionsflüssigkeit enthält, so kehre man sie um (mit der Nadel also nach unten); steigt kein Bläschen in die Höhe, so ist die Spritze richtig gefüllt. Um nur gerade so viel Teilstriche, als der Arzt verordnet hat, zu injizieren, lässt man den Überschuss heraus[1]) und legt dann die Spritze auf die innere Seite

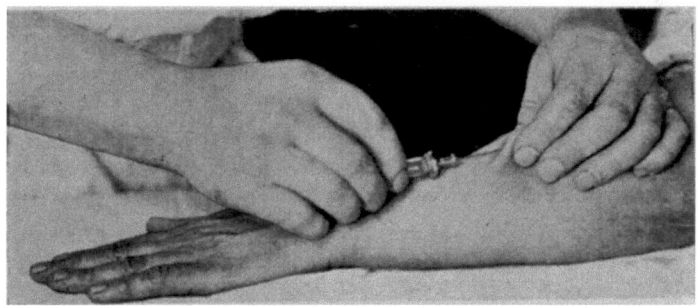

Fig. 13. Wie bei Injektionen die Nadel eingestochen werden soll.

des umgekehrt aufs Glas gestellten Deckels. Hierauf nimmt man einen ausgekochten Wattebausch, drückt ihn aus, bestreicht ihn mit Seife und reinigt damit die für die Injektion bestimmte Hautstelle. Mit einem zweiten Wattebausch wischt man den Seifenschaum ab und reibt noch mit einem dritten, vierten tüchtig die Haut (am besten mit Alkohol, falls eine Hilfsperson oder der Patient selbst, ohne jedoch mit der Flasche den Wattebausch zu berühren, etwas davon aufgiesst). Statt dieser etwas umständlichen Reinigung kann man auch einfach etwas Jodtinktur auf die Haut schmieren, oder sie mit einem Gemisch von Azeton und Alkohol (10 — 50 : 100) abwaschen. Letzteres Mittel ist insofern angenehmer, als es die Haut nicht verfärbt.

---

[1]) Die Spritzen nehmen gewöhnlich 1 ccm Flüssigkeit auf und sind durch Striche in 10 gleiche Abschnitte geteilt.

Die Injektion selbst geschieht in folgender Weise: Während man mit der linken Hand eine kleine Hautfalte aufhebt, schiebt man, mit der anderen die Spritze haltend, die Nadel parallel der Haut ins Unterhautbindegewebe hinein, wie es auf Fig. 13 S. 47 angegeben ist.

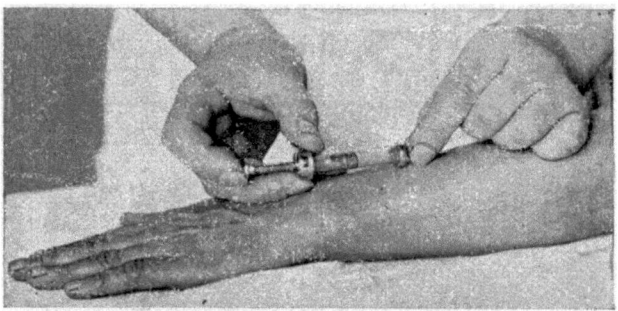

Fig. 14. Wie die Flüssigkeit eingespritzt werden soll.

Beim Einspritzen der Flüssigkeit hält man mit der Linken die Kanüle fest und schiebt mit der Rechten den Kolben vor (Fig. 14).

Hierauf nimmt man aus dem Gefäss mit der linken Hand einen Wattebausch, drückt ihn aus und legt ihn auf die Einstichstelle,

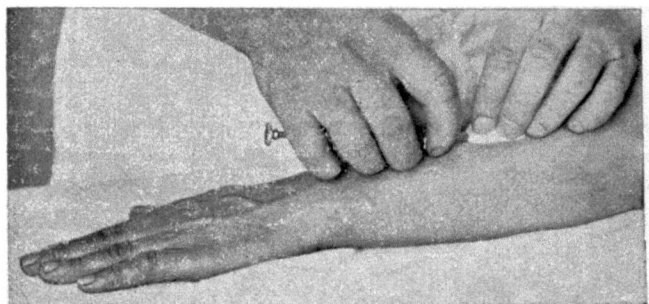

Fig. 15. Wie man die Injektionsspritze entfernen soll.

während man mit der rechten die Spritze herauszieht (um die Spritze zusammen mit der Nadel herauszuziehen, muss man sie an ihrer Spitze, auf der die Kanüle steckt, anfassen) (Fig. 15).

Wenn man den Wattebausch etwas fester andrückt und die Flüssigkeit durch leichtes Massieren einige Sekunden lang verteilt, so ist das Bestreichen der Einstichöffnung mit Kollodium überflüssig.

Nach dem Gebrauche sind Spritze und Nadel mehrmals mit Wasser durchzuspritzen (nicht aber durchzublasen) und trocken aufzubewahren.

Soll die Spritze zur Injektion stets bereit sein, so ist es am sichersten, wenn sie in dem Gefässe, worin sie abgekocht worden ist, zugedeckt liegen bleibt.

Um eine Infusion von physiologischer Kochsalzlösung (0,9%) unter die Haut zu machen, bedient man sich verschiedener Vorrichtungen. Am einfachsten ist es, dazu einen Trichter, Gummischlauch und eine längere Hohlnadel zu benutzen. Nachdem man alles Nötige sterilisiert und die Lösung auf 40° erwärmt hat, sticht man die Nadel (die Luft muss herausgelassen sein) unter die Haut des Bauches, Oberschenkels, der Brust, unterhalb der Achselhöhle etc., hält den Trichter etwa einen Meter hoch und lässt 200—1000 ccm einlaufen. Haut und Hände sind nach oben angegebener Art zu reinigen. Damit nach Herausziehen der Hohlnadel nicht Flüssigkeit nachsickere, muss der Stichkanal mit einem von Kollodiumlösung durchtränkten Wattebäuschchen verklebt werden.

Bei der Zufuhr von Nahrung auf subkutanem Wege geht man in derselben Weise vor.

Über die gewöhnlichen Lavements ist das Notwendige bereits früher gesagt worden. Hier sind nur die speziell vom Arzt verordneten Klistiere noch zu besprechen.

Soll ein Patient per rectum ernährt werden, so muss er zuerst am Morgen ein Reinigungsklistier erhalten. Hat sich der Darm darauf eine halbe Stunde lang beruhigt, so ist dem Kranken das nach der vom Arzte bestimmten Zusammensetzung zurechtgemachte Nährklysma zu setzen, jedoch nicht häufiger, als dreimal am Tage. Die Menge soll etwa ein Glas ausmachen (200—250 ccm) und die Temperatur 38—40° betragen. Das Einlaufen der Flüssigkeit darf nicht schnell erfolgen; tritt dabei dennoch ein Drängen auf, so ist der Schlauch für einige Augenblicke abzuquetschen und erst dann wieder loszulassen, wenn die Darmbewegungen aufgehört haben. Falls der Patient bewegt werden darf, kann die Schwester ihn hierzu in die rechte Seitenlage bringen, oder das Becken durch Unterschieben eines Kissens etwas höher lagern.

Wenn dem Kranken zur Milderung des Durstgefühles am ersten Tage nach der Narkose Wasserklistiere verordnet worden sind, so geschieht dies in der eben angegebenen Weise, jedoch häufiger.

Auf diesem Wege (statt subkutan) führt man auch dem Organismus physiologische Kochsalzlösung zu. Man macht entweder kleine Einläufe (200—300 g) mehrmals täglich, oder aber man führt einen dünnen weichen Schlauch (etwa Nélaton N 20) in den Mastdarm, kneift ihn so weit ab, dass nur jede Sekunde etwa ein Tropfen herauskommt, und lässt so im Verlaufe des Tages gegen drei Liter einfliessen. Ein Vorwärmen der Flüssigkeit ist bei dieser letzteren Methode nicht notwendig.

Medikamente bringt man gewöhnlich mit einem entsprechend grossen Gummiballon in den Mastdarm, ebenso auch reines Glyzerin als Abführmittel.

Ölklistiere setzt man in einer Quantität von 1—2 Glas. Damit das Öl aber leichter durch den Schlauch fliesse, muss man es vorher etwas erwärmen und den Esmarchschen Krug etwa zwei Meter hoch halten. Solche Einläufe wirken oft erst am nächsten Tage.

Bei sog. hohen Klysmata führt man den Schlauch[1]) möglichst tief ein. Hierbei ist aber darauf zu achten, dass er sich nicht im Mastdarm verfange und dort zusammenrolle. Fliesst das Wasser aus dem Kruge zu langsam oder gar nicht ab, so ziehe man den Schlauch ein wenig heraus und schiebe ihn dann wieder aufs neue vor. Damit die Flüssigkeit recht weit hinauf vordringe, lasse man den Kranken die Knieellenbogenlage einnehmen, auf der Seite oder aber mit erhöhtem Becken liegen.

Einläufe zur Reinigung des Darmes vor Operationen wegen Mastdarmkrebs, Hämorrhoiden etc. macht man in folgender Weise: man lässt viele Liter durch den Schlauch ein- nnd auslaufen und durchspült ihn so lange, bis das Wasser absolut rein abfliesst.

Wenn bei einem Patienten keine Gase abgehen, so wird der Leib hart und aufgetrieben. Solch ein Zustand tritt öfters nach

---

[1]) Bei hohen Klistieren benützt man als Ansatzrohr gewöhnlich einen **Magenschlauch**.

Bauchoperationen ein und ist für den Kranken sehr lästig. Um die Gase abzuleiten, führt man dann einen Schlauch von der Dicke einer Magensonde in den Mastdarm und lässt ihn in gewissen Zwischenräumen 1—2 Stunden liegen (so lange es eben dem Kranken nicht unbequem wird). Das freie Ende umwickelt man mit einem Handtuch oder leitet es in die Bettschüssel ab.

Muss einem Patienten die Nahrung mittelst der **Magensonde** zugeführt werden, wie das z. B. nach der Entfernung des Kehlkopfes, nach Operationen in der Mundhöhle etc. einige Zeit hindurch zu geschehen hat, so besorgt das natürlich die ersten Male der Arzt selbst. Späterhin kann aber auch die Schwester das Einführen übernehmen, nachdem sie sich zur Sicherheit mit einem Faden die Stelle markiert hat, bis wohin der Schlauch hineinzuschieben ist. — Sie rührt die vorher gründlich gereinigte Sonde dem Patienten in den Mund[1]) und schiebt sie nicht zu langsam immer tiefer ein, während der Kranke dabei Schluckbewegungen machen soll. Sobald das Sondenende im Magen ist, hält der Patient selbst (oder eine Hilfsperson) den Schlauch dicht vor den Lippen fest und darf ihn nach keiner Richtung hin verrücken. Einem unruhigen Kranken muss unbedingt jemand den Kopf und zugleich auch die Sonde so fixieren, dass letztere durch Bewegungen (namentlich durch das Strecken des Oberkörpers nach hinten hinüber) nicht herausbefördert werden kann. Bei diesem immerhin recht unangenehmen Modus der Ernährung empfinden die Kranken eine gewisse Erleichterung, wenn sie dabei regelmässig und tief atmen und dabei den Kopf nicht nach hinten heben. — Auf das freie Ende des Rohres setzt man einen Glastrichter fest auf und giesst die nicht zu dick eingerührte und durch ein Sieb gelassene Nahrung hinein. Benützt man statt einer Kanne Gläser, so fülle man sie nur bis zur Hälfte, damit beim Eingiessen in den Trichter nichts vorbeifliesse. Um beim Entfernen des Schlauches ein Austreten von Speiseresten zu verhindern, lasse man der Nährflüssigkeit — gleichsam zum Ausspülen des Rohres — ein halbes oder ganzes Glas reines Wasser nachfolgen.

Bei dieser Art der Ernährung gebraucht man gewöhnlich

---

[1]) Bisweilen muss man auch den Weg durch die Nase wählen, doch hat der Schlauch dann dünner zu sein.

weiche und relativ dicke Magensonden; nach Operationen im Rachen, nach Kehlkopfentfernungen usw. dagegen mittelweiche, seidene, weil diese dem Patienten weniger Schmerzen verursachen und auch leichter einzuführen sind.

Wenn der Schwester das Ausspülen des Magens anvertraut wird, so soll sie dazu immer reines, abgekochtes, warmes Wasser benutzen und davon nicht mehr als 1—2 Glas auf einmal in den Trichter giessen. Als Regel gilt ferner, dass der beim Füllen entsprechend hoch gehaltene Trichteraufsatz schon vor dem Verschwinden des Wassers gesenkt und wiederum aufgehoben und gefüllt werde, bevor alles aus dem Magen ausgehebert worden ist. Nur auf diese Weise lässt sich der Eintritt von Luft in den Magen verhindern. Die Spülung ist so lange fortzusetzen, bis das Wasser klar abfliesst. Patient sitzt oder liegt hierbei, und muss durch Handtücher vor dem Nasswerden geschützt sein.

Hat man wegen Undurchgängigkeit der Speiseröhre eine Magenfistel angelegt (also durch die Bauchdecken hindurch eine Öffnung im Magen gebildet und Magen- und Bauchwand miteinander vernäht), so führt man dem Patienten die Nahrung durch einen in diesen Kanal geschobenen weichen Gummikatheter zu. Damit das Lumen des Katheters nicht durch Speisereste verlegt werde, soll man vor und nach jeder Fütterung stets etwas reines Wasser hineingiessen. Verstopft er sich aber dennoch, so muss man mit einer gewissen Kraft Wasser durchspritzen. Jedenfalls hat die Schwester dafür zu sorgen, dass der Katheter immer durchgängig bleibt, da er an die Magenwand angenäht ist und die erste Zeit nicht entfernt werden kann. Nach der Fütterung ist er mit einer Klemme zu verschliessen und am Verbande zu befestigen; auf keinen Fall darf an ihm gezogen werden.

Patienten, denen die Tracheotomie gemacht worden ist, bedürfen ständiger und ganz besonders aufmerksamer Wartung.

Nach vollführter Operation und Entfernung der Kanüle gelangt bekanntlich die Luft nicht mehr durch Nase (Mund) und Stimmritze, sondern durch die Kanüle direkt in die Luftröhre, resp. Lungen. Die Trachealkanüle besteht aus zwei ineinander geschobenen Röhren. Die äussere wird vermittelst eines Bandes um den Hals befestigt und ist schwierig zu wechseln; die innere dagegen kann leicht herausgenommen und wieder eingeführt werden. Damit ein Herausspringen der inneren Kanüle bei Hustenanfällen verhindert werde, ist am oberen Rande der äusseren Kanüle ein drehbarer Stift mit einem kleinen Fortsatze angebracht; sieht dieser Fortsatz nach oben, so lässt sich die innere Kanüle leicht entfernen, ist er aber nach unten gerichtet, so sitzt sie fest und kann beim Husten nicht herausgestossen werden. Falls nun die innere Röhre durch Schleimmassen verstopft wird (was beim Ein- und Ausatmen ein nicht zu verkennendes Geräusch gibt), so ist es die Aufgabe der Schwester, das Hindernis sofort zu beseitigen. Das geschieht in folgender Weise: entweder sie befördert den Schleim mit einer ausgekochten Gänse- oder Hühnerfeder heraus, oder aber sie entfernt die Kanüle, durchzieht sie mit einem Marlystreifen, reinigt sie gründlich resp. kocht sie und setzt sie wieder ein. Bei diesen Manipulationen muss aber das äussere Rohr unbedingt ruhig in seiner Lage festgehalten werden — eine Forderung, die nicht leicht zu erfüllen ist, da besonders die kleinen Patienten den Kopf beständig hin- und herdrehen. Um nun diesen störenden Bewegungen gut nachgeben und dabei doch die Kanüle fixieren zu können, soll die linke Hand, wie im Bilde, auf dem Kinn ruhen, während Daumen und Zeigefinger (resp. Mittelfinger) die Kanülenplatte halten (siehe Fig. 16).

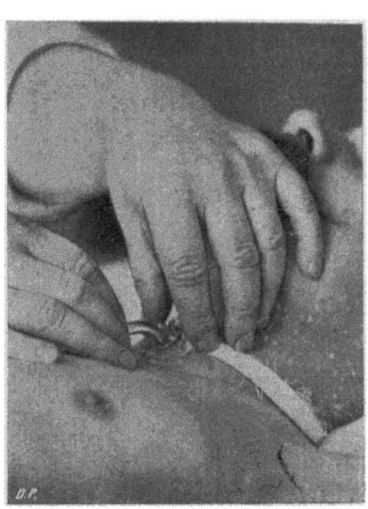

Fig. 16. Wie die äussere Trachealkanüle beim Reinigen und Wechseln der inneren zu halten ist.

Liegt das Kind sehr unruhig, so muss die Schwester besonders darauf achtgeben, dass Kleidungsstücke sich nicht vor die Kanülenöffnung schieben, letztere verschliessen und somit Erstickungsgefahr hervorrufen.

Ferner ist es ratsam, solchen kleinen Patienten bis über die Ellenbogen Pappärmel zu ziehen, da sie sonst mit den Fingern die Kanüle erreichen und sie gar herausziehen können.

Da beim Husten Schleim auf die Haut der Brust gelangt und leicht zu Entzündungen Veranlassnng gibt, so bestreiche man die

Umgebung mit einer Salbe oder binde eine Marlyserviette vor, die öfters zu wechseln ist.

Falls das Einatmen von Wasserdämpfen verordnet worden ist, jedoch keine speziellen Apparate vorhanden sind, so geschieht das am einfachsten in der Weise, dass glühende Steine in ein Gefäss mit kaltem Wasser getan werden.

Statt der Tracheotomie wird oft auch die Intubation ausgeführt, die darin besteht, dass durch den Mund ein metallenes Röhrchen in den Kehlkopf geschoben wird. Das Röhrchen, die Tube, verstopft sich aber mitunter, und das Kind kann dann ersticken, wenn nicht sofort Hilfe zur Hand ist. In solch einem Falle hat die Schwester dann längs dem Faden, der an der Tube befestigt ist und zum Munde heraushängt, den Zeigefinger bis zum Grunde der Zunge vorzuschieben und durch Ziehen am Faden in der Richtung nach oben die Röhre zu entfernen. Sollte das nicht gelingen, oder gar der Faden abgerissen sein, so versuche sie schnell, die Tube nach oben zu schieben, indem sie von aussen den Kehlkopf zwischen Daumen und Zeigefinger fasst und zugleich den Kopf nach vorn und unten beugt. Von dem Geschehenen ist der Arzt selbstverständlich sofort zu benachrichtigen.

Da es sich bei der Pflege von Patienten, denen der Luftröhrenschnitt oder die Intubation gemacht worden ist, meist um Diphtherie handelt, so ist für die Schwester die Gefahr einer Infektion sehr gross. Sie soll deshalb jedesmal nach dem Reinigen oder Wechseln der Kanüle sich gründlich die Hände waschen, stets daran denken, dass sie mit den Fingern sich nicht in die Augen fahre, ja überhaupt nicht das Gesicht berühre, und ferner womöglich so stehe, dass der Luftstrom beim Aushusten von Schleim und Membranmassen nicht direkt auf sie gerichtet sei.

Was speziell Verbände, die unmittelbar nach Operationen angelegt worden sind, betrifft, so hat die Schwester darauf zu sehen, dass sie sich nicht verschieben oder lockern und ferner, dass sie nicht zu fest angelegt seien und vielleicht die Haut einschneiden. Falls Eiter durch den Verband tritt, so ist darüber Watte, Lignin etc. zu befestigen, ebenso ist auch zu handeln, wenn sich etwas Blut zeigt. Sollte jedoch die Nachblutung eine stärkere sein, so muss das sogleich dem Arzt gemeldet und inzwischen durch den Verband hindurch die Wunde komprimiert werden. Zu diesem Zwecke umwickelt die Schwester fest mit Bindentouren den Verband oder übt mit flach darauf gelegten Händen einen kräftigen Druck aus und, wenn trotzdem die Blutung fortbesteht, legt sie oberhalb der Wunde einen Gummischlauch an (falls es sich um eine Extremität handelt). Wird der Zustand des Patienten irgendwie besorgniserregend, so sind Arme und Beine hoch zu lagern, der Kopf möglichst tief, heisse Getränke einzuflössen und warme Klistiere zu setzen.

Ganz besondere Aufmerksamkeit erfordern Kranke, die in der Nase oder im Rachenraume operiert worden sind. Äusserlich kann noch nichts zu bemerken sein, und doch fliesst längs der hinteren Rachenwand das Blut in die Speiseröhre und weiter in den Magen. Deshalb soll die Pflegerin dem Kranken öfters mit einem Spatel die Zunge herunterdrücken, um die Schleimhaut vor der Wirbelsäule genau besichtigen zu können.

Wenn die Schwester selbständig einen Verbandwechsel vorzunehmen hat, so richte sie sich dabei nach den unter dem Kapitel „Aufgaben der Schwester beim Wechseln der Verbände" angegebenen Regeln.

Zum Füllen eines Eisbeutels nimmt man etwa pflaumengrosse Eisstücke, die aber keine scharfen Kanten haben sollen, und fügt noch etwas Salz hinzu, wodurch das Auftauen verzögert wird. Hat sich Schmelzwasser angesammelt, so ist es zu entfernen (ebenso auch die Luft). Direkt auf der Haut darf die Eisblase niemals liegen, da sonst die Kälte zu intensiv wirkt; man lege deshalb immer ein Handtuch, Flanellstück etc. dazwischen. Falls der Eisbeutel durch einen Verband hindurch die betreffende Körperstelle beeinflussen soll, so muss unter diesen ein wasserdichter Stoff ausgebreitet werden. Eisbeutel werden nämlich, auch wenn sie undurchlässig sind, nass (beschlagen) und sind daher von Zeit zu Zeit abzuwischen. Falls der Patient den Druck des Beutels nicht verträgt, wie mitunter z. B. bei akuter Bauchfellentzündung, so soll der Eisbeutel an einem Galgen aufgehängt oder zwischen zwei Stuhllehnen u. dgl. befestigt werden. Ununterbrochen lasse man die Blase nicht lange auf einer Stelle liegen und entferne sie stets der Vorsicht wegen, sobald der Patient eingeschlafen ist.

Statt der Eisblasen benutzt man auch sog. **Kühlschlangen**. Man nimmt dazu Gummischläuche oder Zinnröhren, ordnet sie schlangenförmig oder in konzentrischen Kreisen an und legt sie auf den Teil des Körpers, der durch Kälte beeinflusst werden soll. Die beiden Enden dieses Röhrensystems verbindet man mit 2 Gefässen, von denen das eine höher stehen soll, das andere tiefer. Sorgt man dann dafür, dass im oberen stets kaltes Wasser vorhanden ist, so werden die Röhren durch die beständige Zirkulation genügend stark abgekühlt. Zur Regulierung des durchfliessenden Wassers kann man in diese Röhren einen Kran einschalten.

Zu den gewöhnlichen **Priessnitz schen Umschlägen** soll stets abgekochtes Wasser gebraucht werden, da rohes viel eher auf der Haut einen Ausschlag verursacht. Auf die gut ausgerungene Kompresse kommt ein wasserdichter Stoff und darüber Watte ,oder Flanell (Schicht 2 und 3 müssen die Ränder der Kompresse etwas überragen). Den Schluss bildet eine den Verband fest an den Körper fixierende Binde.

Bei **Kompressen aus reinem Alkohol** folgt auf die mit Alkohol angefeuchtete Watte oder Marly als 2. Schicht trockene Watte, und dann erst der wasserdichte Stoff (auch hier müssen die 1. und 2. Schicht die Alkoholkompresse allseitig überragen). Ist die Haut sehr zart, so muss man den gummierten Stoff in grösseren Abständen mit einer Nadel durchstechen, damit der Alkohol zum Teil wenigstens verdunsten kann. Gewechselt werden solche Umschläge gewöhnlich nur einmal in 24 Stunden, während Wasserkompressen am Rumpf 2 mal, an den Extremitäten 3—4 mal erneuert werden.

Um **Kataplasmen** zu bereiten, kocht man aus gepulvertem Leinsamen oder irgend einer Grütze einen dicken Brei, legt diesen auf einen festen Leinwandstoff (am besten auf Segeltuch) und schlägt Längs- und Querseiten übereinander (Säcke sind dazu nicht geeignet). Direkt auf die Haut soll man die Breiumschläge nicht legen, sondern immer erst dazwischen ein mehrfach zusammengelegtes Handtuch ausbreiten. Will man mit Kataplasmen Geschwüre beeinflussen, so muss man letztere erst mit steriler Marly und Kompressenpapier bedecken. Zu erneuern sind die Breiumschläge gewöhnlich nach 15—20 Minuten, da sie binnen dieser Zeit schon abkühlen.

Statt der Kataplasmen wendet man auch heisse Sandsäcke und Gummibeutel oder Flaschen mit heissem Wasser an.

Neuerdings werden auch vielfach besonders konstruierte **Heissluftapparate** gebraucht, die speziell bei chirurgischen Krankheiten grossen Nutzen bringen. Wie sie in Gang zu setzen sind, bedarf keiner weiteren Erklärung. Zu achten ist nur darauf, dass sich dabei der Patient infolge unvorsichtiger Bewegungen nicht verbrenne, und dass ferner Puls und Atmung nicht zu beschleunigt werden (besonders bei Greisen). — Wie lange die heisse Luft einwirken und bis zu welcher Temperaturhöhe sie gesteigert werden soll, gibt der Arzt an.

Bei der jetzt ebenfalls oft angewandten **Stauungshyperämie** wird in folgender Weise vorgegangen: oberhalb der erkrankten Stelle wird das Bein oder der Arm, nachdem die Haut mit einer Wattschicht bedeckt worden ist, vermittelst einer Gummibinde so fest abgeschnürt, dass der peripher gelegene Teil sich dabei rötet und auch wärmer anfühlt. Es ist nicht leicht, sofort das richtige Mass beim Anziehen der Binde zu treffen, und der Zug muss so lange reguliert werden, bis folgende Bedingungen erfüllt sind: der Puls muss zu fühlen sein, die Haut darf nicht dunkelblaurot oder gar blass und kalt werden, und ferner darf Patient keinerlei Schmerzen empfinden, sondern die Stauung muss im Gegenteil ihm angenehm sein und sogar bestehende Schmerzen verringern resp. benehmen. Der Zweck der Stauung besteht eben darin, keineswegs den Zufluss von Blut zu behindern, sondern nur den Abfluss desselben etwas zu erschweren. Bei längerer Einwirkung der Binde tritt in der abgeschnürten Extremität eine Schwellung auf, die jedoch bald nach der Abnahme wieder schwindet. Die Dauer der Stauung wird je nach dem Krankheitsfalle verschieden bemessen und schwankt zwischen 2—22 Stunden (binnen 24 Stunden). — Um die Gewebe unter der Binde zu schonen, muss man die Stelle für die Kompression öfters wechseln.

Statt der Stauung und dort, wo sie nicht durchführbar ist, wie am Rumpf, wird zum selben Zwecke auch die **Saugmethode** angewandt. Man gebraucht dazu verschieden grosse und entsprechend geformte Glasglocken, aus denen man durch Auspumpen die Luft nach Bedarf entfernt, um sie dann gleich den Schröpfköpfen wirken zu lassen. Etwa 5 Minuten soll das Ansaugen dauern, dann folgen 3 Minuten Pause und so fort (im ganzen etwa eine halbe Stunde).

Über die Anwendung von Wasser in den verschiedenen Formen sollen hier keine Angaben gemacht werden, da speziell bei chirurgischen Erkrankungen die Hydrotherapie nicht so oft in Betracht kommt.

Bezüglich der gewöhnlichen Reinigungsbäder von 28—30° R sei nur folgendes hervorgehoben. Vor der Operation wird jeder Patient, wenn es irgend angeht, gebadet. Das geschieht aber weniger der Desinfektion wegen, als vielmehr deshalb, weil der Kranke nach dem Eingriff meistenteils längere Zeit, ohne gebadet werden zu können, liegen muss.

Soll ein Kranker, der mit einem Geschwür behaftet ist, ein Vollbad erhalten, so klebt man über die mit steriler Marly bedeckte Wundfläche ein Kautschukpflaster, das undurchlässig ist und die Granulationen (wenn es erforderlich sein sollte) vor dem Nasswerden schützt. In der gleichen Weise lässt sich auch ein Gipsverband beim Baden des Patienten trocken erhalten: man bestreiche den Gipsverband nur dick mit irgend einem Lack und verklebe die beiden Enden desselben gut mit Kautschukpflaster, damit das Wasser nicht zwischen Haut und Verband dringe.

Ist ein Patient so schwach, dass er sich nicht selbst in der Wanne halten kann, so muss man ihn auf einem ausgespannten Laken ins Wasser hineinlassen und darauf in der entsprechenden Lage halten[1]).

Wie die Lokalbäder für Arme und Beine zu bereiten sind, siehe unter Kapitel VI.

---

[1]) Baden darf man Kranke, wie Gesunde, erst 2—3 Stunden nach dem Essen. Schwämme, Wäsche und Wanne müssen natürlich rein sein.

IV.
Die Vorbereitungen zu Operationen.

Bevor alles, was zu den Vorbereitungen einer Operation gehört, aufgezählt und besprochen werden soll, mögen erst einige Worte über

Antisepsis und Asepsis
vorhergehen.

In früheren Zeiten gingen an den Folgen von Operationen verhältnismässig Viele zugrunde, die heutzutage bei noch weit gefährlicheren Eingriffen am Leben geblieben wären. Der Grund lag eben darin, dass man damals die Todesursache noch nicht kannte und daher auch traurige Ausgänge zu verhüten, vollkommen ausserstande war. In der Jetztzeit dagegen, wo man die nötige Erfahrung gesammelt hat, versteht man die richtigen Vorsichtsmassregeln zu treffen, um einen sicheren Erfolg zu erzielen. Mit diesen Massnahmen nun müssen nicht nur die Ärzte, sondern auch die barmherzigen Schwestern genau vertraut sein.

Als gefährliche Faktoren erkannte man schliesslich die überall in der Luft, an jedem Gegenstande und demnach auch auf der Haut und in den tieferen Schichten derselben vorhandenen Bakterien, welche durch ihre Stoffwechsel- und Zerfallsprodukte die Wunden infizieren. Um diese Bazillen unschädlich zu machen, wandte man anfangs Desinfektionsmittel an in der Voraussetzung, auf diese Weise sowohl die Ansteckungsstoffe in der Wunde selbst, als auch an allen Gegenständen abzutöten resp. in der Entwickelung zu verhindern (Antisepsis). — Die Resultate entsprachen aber noch lange nicht den darauf gesetzten Hoffnungen, und man gelangte erst allmählich zu der Methode, durch welche jetzt die Chirurgie so glänzende Erfolge erzielt. Nicht vermittelst Medikamente, sondern durch Kochen, heissen Dampf oder überhitzte Luft wird alles, was mit Wunden in Berührung kommt, keimfrei gemacht (Sterilisation); nur noch die Haut und einige Instrumente, die das Sterilisieren nicht vertragen, werden mittelst Desinfizientien gereinigt. Diese Methode wurde, auch wenn der Ausdruck nicht ganz korrekt ist, Asepsis benannt.

In nachstehendem wollen wir nun diesem Prinzipe gemäss alle Massnahmen, die bei den Vorbereitungen erforderlich sind, um während der Operation den Kranken nicht zu infizieren, ausführlich besprechen.

Verbandstoffe, Wäsche, Handschuhe usw.

Als Verbandstoff wird gewöhnlich Marly gebraucht, und zwar in den verschiedensten Grössen. Man tupft damit das Blut und den Eiter ab, schützt die Umgebung des Operationsfeldes, hält die vorgefallenen Gedärme zurück, tamponiert die Wunde usw. Fast jeder Chirurg hat bezüglich der Form und Grösse der Verbandstoffe seine eigenen Forderungen und Gewohnheiten. Meistenteils schneidet man aus der Marly kleinere Tupfer zurecht, die etwa die Grösse kleiner Teeservietten haben, franst sie aus, damit in der Wunde keine Fasern zurückbleiben, und legt sie vierfach zusammen.

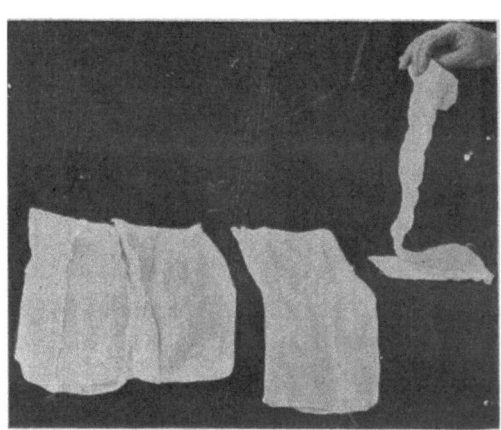

Fig. 17. Wie grosse Tupfer (Kompressen) zusammenzulegen sind.

Für grössere Tupfer, welche hauptsächlich bei Bauchoperationen angewandt werden, nimmt man Marlystücke von 70—75 cm Länge, die man folgendermassen zurecht macht: nachdem man die Marly auf einen Tisch ausgebreitet hat, klappt man die Riss- resp. Schnittseiten so um, dass sie sich berühren; die nun doppelte Schicht schlägt man nochmals zusammen und faltet den jetzt vierfachen Marlystreifen harmonika-(plissee-)artig in 3 – 4 gleich grosse Quadrate. Der Zweck, die grossen Tupfer derart zusammenzulegen, besteht eben darin, dass beim Aufheben die Marly gleich eine lange Kompresse darstellt, die bequem in die Wundhöhle zu schieben ist (Fig. 17).

Zum Sterilisieren bringt man die so zurecht gelegte Marly in sog. Büchsen oder Trommeln[1]), die Öffnungen besitzen, welche mittelst einer besonderen Vorrichtung los- und zugeschoben werden können. Vor dem Hineinlegen der Büchsen in den Sterilisator müssen die Öffnungen aufgemacht, und nach dem Herausnehmen sofort wieder geschlossen werden, damit die Luft nicht ins Innere gelangen kann. Die Trommeln dürfen nicht zu vollgestopft werden, da sonst der Dampf nicht die Möglichkeit hat, die Marly überall gleich gut zu durchdringen.

Die **Wattetampons** und aufgerollten Wattestücke, sowie auch **Holzwolle** und **Binden** kommen sorgfältig geordnet in eine besondere Büchse, und in eine dritte die **Operationswäsche**; wie Decken, Hemde, Laken, Handtücher, ferner Operationsmützen, Gesichtsmasken und Kissen resp. Rollen.

Die **Operationshandschuhe** werden apart eingewickelt und am besten in eine Büchse für sich gelegt. Gummihandschuhe muss man vorher mit Talk einreiben, oder noch besser in eine Talkalkoholmischung[2]) eintauchen und paarweise in Tücher oder Marlystücke tun. Damit der Wasserdampf sicherer in die innere

---

[1]) Für den Gebrauch ist es bequemer, wenn die kleinen und grossen Tupfer nicht in einer Büchse zusammen, sondern getrennt (jede Grösse für sich) sterilisiert werden.

[2]) Die Mischung soll aus 1 Teil Kalk und 4 – 5 Teilen Alkohol bestehen. Um auf beiden Seiten der Gummihandschuhe eine gleichmässige Verteilung des Talkes zu erhalten, geht man in folgender Weise vor: Man legt sie in die Alkoholmischung und zwar so, dass auch die innere Seite damit gefüllt werde, darauf lässt man die Masse wieder heraus und breitet die Handschuhe auf einem schräg stehenden Brette, mit den Fingern nach oben, aus. Nachdem sie (etwa innerhalb einer halben Stunde) trocken geworden sind, kehrt man die Innenseite nach aussen, tut sie zum zweitenmal in die Flüssigkeit, lässt sie in derselben Weise trocken werden und kehrt sie abermals um, damit die nicht haften gebliebenen Talkteile abfallen. Das Umstülpen der Handschuhfinger geschieht am besten mit Hilfe eines Ballons, nicht mit den Händen oder durch Hineinblasen. Die nun mit Talk versehenen Gummihandschuhe lassen sich nach der Sterilisation sehr leicht anziehen, da die Innenflächen nicht aneinander kleben.

Seite dringen kann, zieht man die Handschuhe über Drahtgestelle, oder über aus Pergamentpapier gedrehte Rollen; letzteres Verfahren ist noch empfehlenswerter. Kochen kann man die Gummihandschuhe auch, doch verderben sie davon eher und lassen sich nicht so schnell und leicht anziehen. — Zwirn- oder Baumwollenhandschuhe legt man in zwei, für die Rechte und Linke, gesonderte Packen in die Büchse.

Die Zahl der Handschuhe muss immer eine genügende sein — für jede an der Operation beteiligte Person wenigstens 2—3 Paar betragen.

Ferner braucht man noch für die Vorderarme **Gummimanschetten** oder Trikotärmel, die natürlich auch zu sterilisieren sind.

Der Sterilisationsapparat.

Alle eben aufgezählten Gegenstände werden in einem gewöhnlichen Apparate von 1 Atmosphärendruck oder in einem Autoklaven, wo der Druck mehrere Atmosphären ausmachen kann, sterilisiert. Wie mit ihnen umzugehen ist, muss praktisch erlernt werden. Hier sei nur hervorgehoben, worauf es beim Sterilisieren überhaupt ankommt.

Wenn man zum Abtöten der Keime Wasserdampf benutzt, so muss 1. aus dem Apparat alle Luft entfernt sein und 2. der Dampf sich in gesättigtem Zustande befinden.

Bei den **Sterilisatoren ohne erhöhten Druck** wird die Luft dadurch verdrängt, dass der Dampf von obenher in die Verbandstoffe hineingelangt und durch eine im Boden des Apparates angebrachte Öffnung wieder entweicht. Damit nun der Wasserdampf gesättigt sei, d. h. keine Luft und genügend Feuchtigkeit enthalte, darf die Temperatur nicht über 100° höchstens bis 104 bis 105° steigen. Zeigt die Quecksilbersäule noch mehr an, so muss die Flamme kleiner gemacht werden. Beim Überhitzen des Dampfes nimmt nämlich zusammen mit dem Entweichen einer grösseren Menge desselben auch der Gehalt an Wasserteilen ab; der Dampf im Sterilisator (bei gewöhnlichem Atmosphärendruck) ist dann eben nicht mehr gesättigt und kann somit die Bakterien und deren Sporen nicht vernichten[1]. Aus eben Gesagtem ergibt

---

[1] Will man mit heisser Luft sterilisieren, so ist eine Temperatur von 150° erforderlich, da trockene Luft bei einer Temperatur von 100° auf die Bakterien nicht dieselbe Wirkung ausübt, wie gesättigter Wasserdampf bei 100°.

Die Vorbereitungen zu Operationen.

sich demnach für die Praxis die Regel, dass die Temperatur in Apparaten ohne Überdruck auf 100° zu erhalten ist, und dass die Verbandstoffe, Wäsche etc. erst dann hineinzutun sind, wenn das Wasser im Sterilisator kocht. Legt man sie gleich nach dem Anzünden der Flamme hinein, so werden sie vorgewärmt und können deshalb nicht soviel Feuchtigkeit aufnehmen, dass sie damit (dem Wasserdampfe also) gesättigt sind. Die Verbandstoffe muss man 15—30 Minuten sterilisieren, von dem Momente an gerechnet, wo das Thermometer 100° zeigt.

Im Autoklaven, wo der Dampf unter erhöhtem Drucke wirkt, geht die Sterilisation viel schneller vor sich. Wenn der Zeiger des Manometers zwei Atmosphären angibt (gewöhnlich wird bei dieser Druckhöhe sterilisiert), steigt die Temperatur auf 120°, wobei die Verbandstoffe schon binnen weniger Minuten keimfrei sind. Gewöhnlich sterilisiert man 15 Minuten lang. Die Trommeln mit dem Verbandmateriale kann man hineinlegen, bevor das Wasser noch erwärmt ist. Um die Luft zu entfernen, muss man den Verschluss mehrmals losmachen resp. das Gewicht etwas in die Höhe heben — zum letzten Male, wenn der Zeiger 2 Atmosphären = 120° angibt. Nach der Sterilisation lässt man den Dampf und das Wasser heraus, die Verbandstoffe aber bleiben im Autoklaven bis zum Beginn der Operation.

Beim Herausnehmen der Büchsen müssen, wie schon vorhin bemerkt, die Öffnungen sofort sorgfältig geschlossen werden. Macht man den Deckel auf oder zu, so dürfen die Finger niemals die innere Seite berühren.

Die Seide.

Zunächst wäscht man die Seide, sowie man sie — in Strähnen — gekauft hat, gründlich mit Wasser und Seife ab und wickelt sie darauf auf Glas-, Metallröhrchen oder Streifen von Pergamentpapier locker in nicht zu dicker Schicht auf. Zum Entfetten kommt die Seide dann in absoluten Alkohol, oder in Äther und Alkohol zu gleichen Teilen, und bleibt die Nacht über darin liegen. Am nächsten Morgen, kurz vor der Operation, tut man sie in eine Sublimatlösung (1 : 1000) und kocht sie darin 20—30 Minuten. Die Röllchen fasst man nicht mit den Fingern, sondern mit sterilen

Pinzetten an. Die fertig gekochte Seide bleibt hierauf in demselben Gefässe bis zum Gebrauche bedeckt liegen [1]).

Um jederzeit Seide in sterilem Zustande vorrätig zu haben, bringt man sie nach dem Abkochen in Sublimatlösung mit einer sterilen Pinzette in ein steriles mit absolutem Alkohol gefülltes Standgefäss, das aber einen dicht schliessenden Stöpsel haben muss.

Für Darmnähte gebraucht man Nr. 0 und 1, zum Unterbinden der Gefässe Nr. 1 und 2 (seltener 3 und 4) und bei Hautnähten gewöhnlich Nr. 1 und 2. Das hängt jedoch vom betreffenden Falle ab; meist gibt der Operateur selbst die nötige Nummer an.

Silber- und Bronzaluminiumdraht kocht man mit den Instrumenten zusammen.

Wie Katgut, Känguruhsehnen, Zwirn etc. zuzubereiten sind, soll hier nicht besprochen werden, da fast jeder Chirurg seine eigene Sterilisationsmethode für diese verschiedenen Materialien hat.

Die Bürsten.

Die Bürsten kocht man eine halbe Stunde in Sublimatlösung (1 : 1000) und lässt sie im Gefässe liegen. Vor der Operation giesst man dann, um jede Bürste, ohne die anderen zu berühren, einzeln fassen zu können, das Sublimatwasser ab, oder aber man lässt sich die Bürsten mit einer sterilen Zange reichen. Ihre Zahl muss immer eine recht grosse sein (auf jede Person nicht weniger als 4). Auch gibt es zum Kochen der Bürsten besondere Apparate, an denen zum Herausnehmen eine Pedalvorrichtung angebracht ist.

Ausserdem sind noch für jeden an der Operation Beteiligten eine Nagelschere und ein Nagelreiniger erforderlich, die in gleicher Weise wie die Instrumente zu kochen sind.

---

[1]) Will man Seide einer Temperatur von über 100° aussetzen, so muss man statt Wasser Glyzerin oder Öl benützen, deren Siedepunkt bei 200° liegt. Da die Seide aber schon bei 170—180° braun wird und dann beim Anziehen sofort reisst, darf man sie nicht bis zum Kochen dieser Flüssigkeiten erhitzen. Eine Höhe von 150° dagegen verträgt sie ohne an Festigkeit zu verlieren, sehr gut 2—3 Minuten lang. Lässt man die Seide dann noch $\frac{1}{4}$—$\frac{1}{2}$ Stunde in dem vom Feuer abgenommenen Gefässe liegen, so kühlt das Glyzerin resp. Öl im Verlaufe dieser Zeit erst bis 100° höchstens 80° ab — und die Sterilisation hat auf jeden Fall genügend lange gedauert. Zum Entfernen des überschüssigen Glyzerins kann man die Seide in sterilem Wasser abspülen.

Die Seife.

Da die grüne Seife bei ständigem Gebrauche die Haut sehr angreift, so benütze man gewöhnliche Handseife, am besten in Wasser aufgelöst und gekocht. Das Gefäss für die Seife muss so gross sein, dass man die Bürste bequem hineinstecken kann. — Auch für Seife existieren spezielle Behälter mit Pedalbetrieb.

Die Instrumente.

Die Instrumente kocht man in 1—2 % Sodalösung, oder besser noch in Wasser, dem man Ammoniak (etwa 1 Essl. auf 1 Liter) oder Natronlauge (Natrium hydroxydatum alcoholo depuratum in bacillis 0,5 auf 1 Liter) zusetzt. Damit die Instrumente weniger leiden, lege man sie erst dann, ins Wasser, wenn es schon siedet. Hierbei ist darauf zu achten, dass die Instrumente auch ganz vom Wasser bedeckt sind, und nicht einzelne Teile herausragen. Kochen sollen sie $1/4$—$1/2$ Stunde, von dem Momente an gerechnet, wo das Wasser nach dem Hineinlassen der Instrumente wieder brodelt. Bis zum Beginn der Operation bleiben sie im Sterilisator zugedeckt liegen. — Gefäss- und Darmklemmen sollen geöffnet gekocht werden. Ebenso auch alle anderen verschliessbaren Instrumente.

Die Nadeln steckt man durch ein Stückchen Marly, oder legt sie in ein für solche Zwecke mit Löchern versehenes Metallschächtelchen.

Die Messer legt man zu den übrigen kochenden Instrumenten, erst für die letzten 2—3 Minuten, damit die Schneide nicht stumpf werde, oder benutzt dazu ein besonderes Gefäss (um die Schneide möglichst zu schonen, kann man sie in etwas Watte oder Marly einwickeln). Da an den platten Oberflächen der Skalpelle die Keime weniger leicht haften bleiben, genügt es auch, sie mit Seife und Wasser abzuwaschen und vor der Operation auf $1/4$—$1/2$ Stunde in absoluten Alkohol zu legen.

Glasspritzen müssen mit kaltem Wasser aufgesetzt werden. Damit sie beim Kochen nicht platzen, lege man sie auf Watte oder Marly. Injektionsspritzen sterilisiert man in reinem oder destilliertem Wasser ohne jeden Zusatz.

Seidene Katheter dürfen nur in gesättigter Salz- oder Schwefelammoniumlösung oder in Glyzerin gekocht werden; im letzteren Falle hat es im Wasserbade zu geschehen.

Instrumente, die nicht sterilisiert werden können, wie z. B. Kystoskope, reinigt der Arzt selbst, oder er gibt der Schwester die nötige Anweisung.

Wie die Instrumente nach dem Gebrauche zu reinigen sind, siehe unter Kapitel V. Vor dem Kochen ist es nicht unbedingt notwendig, sie zu waschen, es sei denn, dass sie gerade gekauft oder repariert worden sind. In solchen Fällen erfordert das Putzen aller rauhen Stellen, Vertiefungen und Scharniere ganz besondere Sorgfalt.

Wie die verschiedenen Instrumente aussehen, und zu welchen Eingriffen sie verwandt werden, sehe die Operationsschwester in einem Kataloge nach.

Vor jeder grösseren und selteneren Operation ersuche die Schwester den Operateur die Instrumente selbst auszulegen; im nachfolgenden sollen nur die für gewöhnliche, mehr typische Fälle erforderlichen aufgezählt werden.

Für kleinere Eingriffe (wie fürs Vernähen von Wunden, Eröffnen von Abszessen und Phlegmonen, Entfernen von Fremdkörpern und kleinen Geschwülsten etc.) sind nötig:

Skalpelle 2[1]),
Anatomische Pinzetten 2,
Chirurgische Pinzetten (Hakenpinzetten) 2,
Gerade Scheren 1,
Gebogene Scheren (Coopersche) 1,
Stumpfe Haken 2,
Gefässklemmen 6,
Sonden,
Seide, Katgut,
Nadelhalter,
Nadeln,
Michelsche Klammern und Pinzetten.

Zur Entfernung grosser Geschwülste:

Skalpelle 2—3,
Anatomische Pinzetten 3,

---

[1]) Da während der Operation Instrumente herunterfallen oder verderben können, ist es gut, von jeder Sorte mehr als nötig ist bereit zu legen, so z. B. statt eines Messers zwei usw.

Chirurgische Pinzetten 3,
Gerade Scheren 2,
Gebogene Scheren 2,
Stumpfe Haken (mittlere) 2,
Scharfe Haken (mittlere) 2,
Gefässklemmen 12—24,
Deschampssche Nadeln 1,
Seide, Katgut,
Sonden,
Nadelhalter,
Nadeln,
Michelsche Klammern,
Drains.

Beim Operieren eines Brustkrebses ausserdem noch:
Raspatorien 1,
Drahtsägen (Giglische Sägen) 2—3,
Knochenbohrer 1.

Bei Strumaoperationen:
Skalpelle 2,
Anatomische Pinzetten 3,
Chirurgische Pinzetten 3,
Gerade Scheren 2,
Gebogene Scheren 3,
Stumpfe Haken 2,
Scharfe Haken 2,
Gefässklemmen 18—24,
Deschampssche Nadeln 1,
Kochersche Sonden 2,
Schilddrüsenklemme,
Seide, Katgut,
Nadelhalter,
Nadeln,
Michelsche Klammern,
Gummi = Glasdrains.

Zur Entfernung von Lymphdrüsen:
Skalpelle 2,
Anatomische Pinzetten 3,

Chirurgische Pinzetten 3,
Gerade Scheren 2,
Gebogene Scheren 3,
Stumpfe Haken 2,
Scharfe Haken 2,
Gefässklemmen 18,
Kochersche Sonden 2,
Seide, Katgut,
Nadelhalter,
Nadeln,
Michelsche Klammern.

Zur Tracheotomie:

Skalpelle 2.
Anatomische Pinzetten 2,
Chirurgische Pinzetten 2,
Gerade Scheren 1,
Gebogene Scheren 2,
Stumpfe Haken 2 oder Bosescher Haken
Stumpfe einzinkige Haken 2,
Scharfe einzinkige Haken 2,
Schilddrüsenhalter,
Trachealkanülen 2,
Gefässklemmen 6,
Seide, Katgut,
Nadelhalter,
Michelsche Klammern,
Federposen,
Fitzelband.

Zur Rippenresektion:

Skalpelle 2,
Anatomische Pinzetten 2,
Chirurgische Pinzetten 2,
Gerade Scheren 1,
Gebogene Scheren 2,
Stumpfe Haken 2,
Scharfe Haken 2,
Gefässklemmen 6,
Raspatorium,

Raspatorium Dogen,
Rippenschere,
Knochenzange (Halter),
Lüersche Zange,
Drains,
Punktionsspritze,
Sicherheitsnadeln,
Seide, Katgut,
Nadelhalter,
Nadeln,
Michelsche Klammern.

Zur Bildung einer Magenfistel (Gastrostomie):
Skalpelle 2,
Anatomische Pinzetten 3,
Chirurgische Pinzetten 3,
Gerade Scheren 1,
Gebogene Scheren 2,
Stumpfe Haken 2,
Gefässklemmen 6,
Weiche Katheter (Nélaton Nr. 20—22) 2,
Seide, Katgut,
Nadelhalter,
Nadeln,
Michelsche Klammern,
Klemme für den Katheter,

Zur Bildung einer Magendarmfistel (Gastroenterostomie):
Skalpelle 2,
Anatomische Pinzetten 3,
Chirurgische Pinzetten 3,
Gerade Scheren 2,
Gebogene Scheren 3,
Stumpfe Haken 2,
Stumpfe grosse Haken 2,
Gefässklemmen 12,
Gerade Darmklemmen 4,
Gebogene Darmklemmen 4,
Murphyknöpfe 2,
Punktionsspritze,

Seide, Katgut,
Nadelhalter,
Nadeln,
Michelsche Klammern.

Zur Entfernung von Gallensteinen:
Skalpelle 2,
Anatomische Pinzetten 3,
Chirurgische Pinzetten 3,
Gerade Scheren 2,
Gebogene Scheren 3,
Stumpfe Haken 2,
Stumpfe grössere Haken 2,
Stumpfe ganz grosse Haken 2,
Gefässklemmen 12,
Langgestielte Gefässklemmen 12,
Scharfe Löffel 2,
Sonden,
Punktionsspritze,
Drains,
Seide, Katgut,
Nadelhalter,
Nadeln,
Michelsche Klammern.

Zur Entfernung des Wurmfortsatzes:
Skalpelle 2,
Anatomische Pinzetten 3,
Chirurgische Pinzetten 3,
Gerade Scheren 2,
Gebogene Scheren 3,
Stumpfe kleinere Haken 2,
Stumpfe mittlere Haken 2,
Stumpfe grosse Haken 2,
Gefässklemmen 12,
Kochersche Sonden 2,
(Thermokauter),
Seide, Katgut,
Nadelhalter,
Nadeln,

Michelsche Klammern,
Drains.

Zur Operation eines **nicht eingeklemmten Bruches** (Herniotomie):

Skalpelle 2,
Anatomische Pinzetten 3,
Chirurgische Pinzetten 3,
Gerade Scheren 2,
Gebogene Scheren 3,
Stumpfe kleinere Haken 2,
Stumpfe mittlere Haken 2,
Gefässklemmen 18,
Hohlsonde,
Metallkatheter,
Seide, Katgut,
Nadelhalter,
Nadel,
Michelsche Klammern.

Bei einem **eingeklemmten Bruche** ausserdem noch:

Gerade Darmklemmen 4,
Gebogene Darmklemmen 4,
Punktionsspritze,
Murphyknöpfe,
Drains,
Darmnadeln.

Zur Entfernung von Bauchgeschwülsten:

Skalpelle 2,
Anatomische Pinzetten 3,
Chirurgische Pinzetten 3,
Gerade Scheren 2,
Gebogene Scheren 3,
Lange gebogene Scheren 2,
Stumpfe grosse Haken 2,
Stumpfe mittlere Haken 2,
Museuxsche Zangen 6—12,
Gerade Darmklemmen 4,
Gebogene Darmklemmen 4.

Gefässklemmen 12,
Lange Gefässklemmen 12,
Katheter,
Thermokauter,
Seide, Katgut,
Nadelhalter,
Nadeln,
Michelsche Klammern.

Zu Amputationen:

Skalpelle 2,
Amputationsmesser 1,
Anatomische Pinzetten 3,
Chirurgische Pinzetten 3,
Gerade Scheren 2,
Gebogene Scheren 3,
Stumpfe Haken 2,
Scharfe Haken 2,
Gefässklemmen 18,
Raspatorium,
Amputationssäge,
Knochenzange (Halter),
Lüersche Zange,
Gummibinde,
Gummischlauch,
Drains,
Seide, Katgut,
Nadelhalter,
Nadeln,
Michelsche Klammern.

Zu Knochenoperationen:

Skalpelle 2,
Anatomische Pinzetten 3,
Chirurgische Pinzetten 3,
Gerade Scheren 2,
Gebogene Scheren 3,
Stumpfe Haken 2,
Scharfe Haken 2,
Gefässklemmen 12,

Raspatorium,
Gerade Meissel 3—4,
Gebogene Meissel 3—4,
Kornzange,
Hammer,
Sonden,
Scharfe Löffel,
Gummibinden,
Gummischlauch,
Seide, Katgut,
Nadelhalter,
Nadeln,
Michelsche Klammern.

V.
Die Operationen.

Der Operationssaal.

Der Operationssaal soll immer rein und für Extrafälle jederzeit bereit gehalten werden. Die Temperatur desselben muss verhältnismässig hoch sein — etwa 18—20⁰ R betragen. Vor Beginn der Operation sind alle darin befindlichen Gegenstände mit einem feuchten Tuch abzuwischen, die Fenster zu öffnen (etwa eine halbe Stunde vor der Operation) und zum Schluss (wenn die Vorrichtung vorhanden ist) der Staub mittelst Sprühregen aus der Luft, von den Wänden und vom Fussboden zu entfernen.

Nach jedem operativen Eingriffe hat die Schwester dafür zu sorgen, dass der Operationsraum, die Wascheinrichtungen und alle Gegenstände mit Seife und Wasser, eventuell auch Sublimat- und Salzsäurelösung gründlich gereinigt und abgetrocknet werden. Ist der Saal wieder in Ordnung gebracht, und alles, was nicht hinein gehört, fortgeschafft worden, so hat die Operationsschwester ihn zu verschliessen und den Schlüssel in Verwahr zu nehmen, damit kein Unberufener hineinkomme.

Das Kochen und Sterilisieren besorgt man in einem speziell dazu bestimmten Zimmer, nicht aber im Operationssaale.

Die Narkose.

Obgleich die Schwester beim Narkotisieren meist nur als hilfeleistende Person zugegen ist, muss sie dennoch mit der Technik er Narkose genau vertraut sein, um gegebenen Falles die nötigen

Die Operationen.

Handgriffe anwenden zu können. Erst dann, wenn ihr alles sozusagen in Fleisch und Blut übergegangen ist, darf sie unter Kontrolle des Operateurs eine Narkose selbständig leiten.

Solch eine Aufgabe ist mit grosser Verantwortung verbunden, und daher muss die Schwester ihre Aufmerksamkeit ausschliesslich dem Patienten widmen, mit niemandem ein Gespräch führen und sich überhaupt durch nichts von der Narkose ablenken lassen. Sobald ihr irgend ein Symptom verdächtig erscheint, ist es ihre Pflicht, dem Operateur das zu melden, und rasch und zielbewusst einzugreifen. Infolge übergrosser Ängstlichkeit darf sie aber auch keinen unnützen Alarm schlagen, da sonst dadurch der Gang der Operation gestört wird.

Falls es sich nur um einen kleinen Eingriff handelt, braucht sich der Patient vor Beginn der Narkose nicht vollständig zu entkleiden. Es genügt, wenn er Rock und Weste abzieht und Hemd wie Ober- und Unterkleider aufknöpft. Frauen müssen Bluse und Korsett abnehmen und alle Röcke losbinden. Bei grösseren Operationen dagegen sollen die Kranken nackt oder im Hemde auf dem Tische liegen und müssen gut in Decken eingehüllt werden. Wie bereits hervorgehoben, soll die Temperatur etwa 18° (jedenfalls nicht unter 15°) betragen. Brennt im Zimmer eine Gasflamme, so muss man den Gashahn zudrehen. Ebenso ist auch die Petroleumbeleuchtung zu vermeiden, denn durch das Feuer zersetzt sich das Chloroform (die Luft wird neblig), und das dadurch frei gewordene Chlorgas kann für den narkotisierten Patienten recht gefährlich werden.

Weiter hat die Schwester darauf zu achten, ob die Atmung frei und regelmässig ist, ob die Pupillen auf Lichteinfall reagieren, und schliesslich wie der Puls ist. Der Pulsschlag soll aber nicht an einem Arm allein kontrolliert werden, sondern auch am anderen. Das Fehlen des Pulses auf der einen Seite ist nämlich keine so seltene Ausnahme; das Feststellen dieser Tatsache jedoch erst während der Narkose könnte zu falscher Deutung Anlass geben.

Unbedingt muss die Schwester sich selbst noch davon überzeugen, ob der Kranke falsche Zähne hat und, falls solche vorhanden sind, sie entfernen; auf seine Angaben allein darf sie sich nicht verlassen.

Das Herz und den Harn untersucht der Arzt selbst.

Nach all diesen Vorbereitungen soll der Patient vor dem Beginne der Narkose nochmals die Blase resp. den Darm entleeren.

Als Narkotikum benützt man gewöhnlich Chloroform und Äther. Beide Mittel werden in der gleichen Weise angewandt. In folgendem soll jedoch nur die Tropfmethode eine genaue Besprechung erfahren, da sie jetzt die allgemein gebräuchliche ist. Die verschiedenen Apparate bleiben unberücksichtigt.

Das Chloroform oder den Äther giesst man in eine dunkle gradierte Flasche mit eigens konstruiertem Verschlusse: Man merke sich genau die Quantität des Narkotikums, um nach Schluss der Operation zu wissen, wieviel davon aufgegangen ist. Ein erfahrener Chloroformator hat etwa 15—20 g pro Stunde nötig, ein ungeübter oft 50 und mehr. Der Bequemlichkeit halber hänge man sich die Flasche vermittelst einer Marlybinde um den Hals.

Die Maske überspannt man mit einem 4—6 fach zusammengelegten sterilen Marlystück und schneidet die herüberhängenden Enden ab. Vor jedem Eingriffe muss man die Marly wechseln und das Gestell mit Alkohol, oder Seife und Wasser abwaschen. Vor Operationen am Kopfe und Halse ist die Kappe jedoch zu sterilisieren.

Mundsperre und Zungenhalter soll man vor oder nach jedem Gebrauche auskochen. Zum Narkotisieren legt man sie, wie die noch gleich aufzuzählenden Gegenstände, auf einen Tisch nebenan. Da die Mundsperren von verschiedener Konstruktion sind, muss die Schwester vor der Narkose sich den Mechanismus genau ansehen.

Auf dem Tische sollen ferner noch bereit liegen: ein Speibecken, einige reine Handtücher, auf einem sterilen Teller oder Handtuch ein Vorrat von gestielten sterilen Tupfern und eine ausgekochte Injektionsspritze für Kampfer, Koffein, Adrenalin etc., und ausserdem noch eine Uhr mit einem Sekundenzeiger.

Bei Operationen, die mit einem grösserem Blutverluste verbunden sind, oder in Fällen, wo der Patient schon an und für sich einen schlechten Puls hat, ist stets ein Infusionsapparat bereit zu halten. Eine Hilfsschwester hat dann dafür zu sorgen, dass die Temperatur der physiologischen Kochsalzlösung beständig auf 40^0 erhalten bleibt.

Die Leitung der Narkose.

Vor Beginn der Narkose wäscht die Schwester sich die Hände und legt den Kranken, wenn es möglich ist, auf den Rücken, wobei sie unter den Kopf ein kleineres hartes Kissen schiebt: darauf bedeckt sie für die erste Zeit die Augen mit etwas Watte[1]) und hält, nachdem sie den Patienten aufgefordert hat, ruhig zu atmen, die Maske[2]) über Nase und Mund. Hat der Kranke unter der Kappe einige Atemzüge gemacht, so beginnt sie dann das Chloroform oder den Äther langsam auf die Marly zu träufeln. Hierbei sollen die Tropfen nicht hoch und mehr auf die Mitte der Marly fallen, doch nicht beständig auf eine Stelle. Wieviel Chloroform pro Minute zu geben ist, hängt vom Geschlecht, Alter, Kräfte- wie Nervenzustand und vor allem vom Alkoholgenuss des Patienten ab. Kinder schlafen rasch ein, Frauen brauchen schon mehr Zeit, und kräftige Männer — insbesondere aber Alkoholiker — schlafen oft erst dann ein, wenn man 15—20 Minuten lang zu 60 und mehr Tropfen in der Minute verabreicht hat (Äther noch bedeutend mehr).

Während des Einschläferns sorge die Schwester für absolute Ruhe im Zimmer; ist Patient aufgeregt und redet er viel, so beruhige sie ihn mit einigen Worten, lasse sich aber in keine weitere Unterhaltung ein. Oft gelingt es auch, den Kranken von überflüssigem Sprechen dadurch abzulenken, dass man ihn auffordert, laut zu zählen.

Nervöse Menschen und speziell Säufer geraten meist vor dem Übergang in tiefen Schlaf in einen Zustand der Erregung (Exzitationsstadium). In solchen Fällen muss man sie festhalten, damit sie sich nicht beschädigen und auch die Umstehenden nicht verletzen. Mit dem Narkotisieren kann man jedoch ruhig fortfahren, und nur dann, wenn infolge der starken Muskelanspannung das

---

[1]) Die Augen mit einem Handtuch zu bedecken, ist nicht richtig. Um sie vor den Chloroformdämpfen zu schützen, müsste man das Gesicht bis zur Nasenspitze mit einem Handtuche verhüllen, dann aber kann man das Gesicht nicht beständig beobachten.

[2]) An der jetzt allgemein gebräuchlichen Schimmelbuschschen Kappe befindet sich ein breiter Metallrand (in Form einer Rinne), der dem Gesicht aufliegt. Auf diese Weise kann das Chloroform längs der Marly heruntersickernd nicht auf die Haut gelangen und sie ätzen. Bei älteren Modellen ist der Stoff um den Drahtrand herum befestigt, daher muss die Haut durch Einschmieren mit Vaselin vor dem Chloroform geschützt werden.

Gesicht zyanotisch, der Puls beschleunigt und schwach und die Atmung erschwert sind, soll man die Maske abnehmen und warten, bis der Kranke sich wieder vollständig beruhigt hat.

Die Narkose ist gut und genügend tief, wenn der Patient auf Schmerz nicht reagiert und ruhig atmet, die Muskel erschlafft, die Pupillen eng sind, und der Puls kräftig und relativ langsam schlägt. Diesen Zustand nennt man das Stadium der Toleranz. Gewöhnlich kann man dann mit der Tropfenzahl etwas heruntergehen, oder die Kappe für einige Zeit abnehmen, falls das Operieren, wie am Darm zum Beispiel, so gut wie schmerzlos ist.

Sollte aus irgend einem Grunde die Tropfmethode nicht angewandt werden können — ist die Schwester ohne Gehilfin, oder aber handelt es sich um einen Eingriff im Gesicht etc. — dann wird das Chloroform auf die Maske gegossen. Hierbei darf die Kappe aber nicht auf dem Gesichte liegen bleiben, sondern muss abgehoben und so gehalten werden (nicht aber über dem Kopfe des Patienten), dass die innere Seite nach oben gekehrt ist. Beim Aufgiessen soll man mit dem Strahl etwa 2—3 Kreise beschreiben und dann die Maske 2 Finger breit von den Wangen entfernt über Mund und Nase halten. Direkt auf dem Gesichte darf bei dieser Methode die Maske nicht liegen, da sonst die Chloroformdämpfe zu konzentriert, eben nicht genügend mit Luft vermischt, in die Lunge gelangen.

Während man nun beim Chloroformieren mit der einen Hand die Flasche resp. Maske hält, soll man mit der anderen den einen Arm des Kranken am Handgelenke festhalten und dabei zugleich den Puls kontrollieren. Letzterer ist zu Beginn der Narkose oft recht beschleunigt und wird erst später, sobald Patient eingeschlafen ist, langsamer und ruhig. Den anderen Arm des Narkotisierten übergibt man der Gehilfin, die dann zugleich auch den Kopf hält. Ist man jedoch allein, so befestigt man den Arm mit einer Handtuchschlinge am Operationstische. Beim Festhalten der Arme ist sehr darauf zu achten, dass sie nicht auf die Tischkante gelegt, oder irgendwie abgedrückt werden, da sonst leicht Lähmungen zustande kommen können.

Die Beine hält eine zweite Gehilfin. Am besten tut sie das in der Weise, dass sie einen Arm entsprechend den Kniegelenken des Patienten quer über den Operationstisch legt, mit der Hand den gegenüberliegenden Tischrand erfasst und dann die Beine heruntergedrückt. Fehlt aber die Hilfsperson, so breite man über die Kniee ein längeres Handtuch aus und knote die Enden unter dem Tisch fest zusammen. Für solche Zwecke gibt es übrigens auch spezielle Riemen und Beinhalter.

Alle Hilfspersonen haben darauf zu achten, dass sie nicht störend im Wege stehen und vor allen Dingen mit den sterilisierten Gegenständen nicht in Berührung kommen.

Ausser der Kontrolle des Pulses ist während der Narkose noch auf die Atmung und die Pupillen grosses Gewicht zu legen.

Lässt sich die Atmung am Heben und Senken des Bauches resp. Brustkorbes wegen des darüberliegenden Hemdes oder Lakens nicht deutlich erkennen, so sorge man dafür, dass wenigstens ein kleiner Teil des Oberkörpers entblösst bleibe. Sobald eine Unregelmässigkeit in den Bewegungen oder ein schwaches, oberflächliches Atmen auftritt, muss die Maske sofort abgenommen und nach den Gründen geforscht werden. Es kann nämlich die Zunge zurückgefallen sein, Schleimmassen die Luftröhre verlegen usw. Jedenfalls darf man mit dem Chloroformieren erst dann wieder fortsetzen, wenn die Respiration gleichmässig und tief genug vonstatten geht. Sistiert plötzlich die Atmung, so melde man es sogleich dem Operateur.

Das Überwachen der Respiration ist ausserordentlich wichtig: verläuft sie regelmässig, so ist die Narkose gut geleitet und ohne jede Gefahr. Es genügt aber nicht, sich auf den Puls allein zu verlassen; dieser kann noch sehr kräftig und regelmässig sein zu einer Zeit, wo die Atmung bereits schon aufgehört hat.

Die Pupillen sind sozusagen ein äusserst feines Reagens für die Bestimmung der Narkosentiefe[1]). Zu Beginn erweitern sie sich; in tiefer Narkose dagegen werden sie ganz eng, wobei sie dann gewöhnlich nach aussen und oben gerichtet sind. Bewegt Patient die Augen, oder hält er sie ruhig und befinden sich die Pupillen in der Höhe der Lidspalte, so ist der Schlaf meist oberflächlich.

[1]) Hat Patient vor der Narkose eine Morphiumeinspritzung oder sonst ein Schlafmittel erhalten, so ist es viel schwieriger, die Tiefe der Narkose zu beurteilen. Einerseits hat es der Chloroformator in solchen Fällen leichter, da der Kranke schneller einschläft und sich auch viel ruhiger verhält, andererseits fehlt ihm aber dann gerade der sicherste Gradmesser für die Tiefe des Schlafes — die Pupillen, da sie schon so wie so durch Morphium verengt sind.

Um festzustellen, ob man Chloroform noch weiter verabreichen darf, oder damit aussetzen muss, hebe man beispielsweise das linke Augenlid in die Höhe; zieht sich dabei die schon verengte Pupille durch die einfallenden Lichtstrahlen noch ein wenig mehr zusammen, so liegt keine Gefahr vor, und man kann sogar, falls Patient nicht ruhig liegt, Chloroform weiter aufträufeln. Verengt sich jedoch die Pupille nicht mehr, so hebe und senke man zur Kontrolle abwechselnd das Lid des anderen, diesmal rechten Auges, während man die linke Pupille genau beobachtet. Ist die Tiefe der Narkose eine richtige, so wird durch das Plus an Lichteinfall durch die rechte Pupille auch die linke beeinflusst und sich ein wenig verkleinern. Bleibt aber die linke Pupille unverändert, so darf man nicht mehr Chloroform geben. In solch einem Falle ist der Schlaf des Patienten tief genug und auch noch ungefährlich. Diese Probe des Pupillenspieles an dem einen Auge, während das Lid des anderen abwechselnd gehoben und gesenkt wird, ist leicht ausführbar und sehr zu empfehlen. Nur in einzelnen Fällen ist es schwierig, nach dieser Methode die Reaktion der Pupille festzustellen.

Tritt bei enger Pupille plötzlich eine starke Erweiterung ein, so kann das ein Zeichen dafür sein, dass 1. der Kranke wach geworden ist, oder aber, dass 2. eine Asphyxie eingetreten ist, und der Chloroformtod nahe bevorsteht. Ersterer Zustand ist leicht richtig zu beurteilen an der guten Atmung, der normalen Gesichtsfarbe, den Bewegungen etc., letzterer dagegen bietet ein kaum zu verkennendes, sehr beängstigendes Bild. Das Gesicht bekommt einen ganz anderen Ausdruck; es wird blaurot oder totenblass; die Zunge ist zurückgesunken; im Rachen meist reichlich Speichel vorhanden; die Atmung hat aufgehört, der Puls wird schwach, aussetzend oder kaum fühlbar; die Pupillen — wie schon bemerkt — weit und ohne jede Reaktion, der Kornealreflex ist erloschen — das Auge wie gebrochen; die Haut erkaltet besonders an den Extremitäten. Dann ist selbstverständlich sofort erforderlich, die künstliche Atmung vorzunehmen (vgl. unter dem Abschnitte „Die Handgriffe bei Zufällen während der Narkose").

An den Augen gibt es ausser der Pupillenreaktion noch ein anderes Merkmal für den Tiefengrad der Narkose — den Kornealreflex. Wenn der Kranke sich noch in einem oberflächlichen Schlafe befindet, so schliessen sich nämlich beim Berühren der

Hornhaut die beiden Lider unwillkürlich, ist er aber schon fest eingeschlafen — die Narkose also tief —, so bleibt dieser Reflex aus; dann muss man mit dem weiteren Chloroformieren sehr vorsichtig sein. Die Prüfung soll man aber nicht mit den Fingern vornehmen, sondern mit einem kleinen Wattebäuschchen, das man der Handlichkeit wegen um eine feine Sonde oder ein Holzstäbchen (Zündholz) wickelt.

Man sorge dafür, dass die Augenlider geschlossen bleiben. Die Tränensekretion nimmt nämlich in tiefer Narkose ab oder versiegt auch ganz; bleibt also die Kornea unbedeckt, so trocknet sie aus und kann dann schwer erkranken.

Zu weiteren Merkmalen, die zu grosser Vorsicht mahnen, gehören das Auftreten von kaltem Schweiss und starker Blässe des Gesichtes.

Ein Narkotiseur, der sich genau nach obengenannten Vorschriften richtet (d. h. beständig die Atmung beobachtet und die Reaktion der Pupille oft kontrolliert), dürfte kaum einen unangenehmen Zwischenfall erleben; während derjenige, der nur den Puls fühlt und sich auf diesen allein verlässt, viel eher eine zu grosse Dosis Chloroform geben und damit den Patienten in die grösste Lebensgefahr bringen kann.

Die Handgriffe bei Zufällen während der Narkose.

Zu Beginn der Narkose ist das Erbrechen eine verhältnismässig häufige Erscheinung.

Solange der Patient das Bewusstsein noch nicht verloren hat, genügt es gewöhnlich, seinen Kopf ein wenig zu heben oder zur Seite zu kehren, um dann das Erbrochene in ein Handtuch oder Speibecken aufzufangen. Darauf muss ihm der Mund ausgewischt und, nachdem er sich erholt hat und wieder ruhig atmet, mit dem Chloroformieren fortgesetzt werden.

Ist aber der Kranke schon im Begriff einzuschlafen, oder befindet er sich bereits in tiefer Narkose, so wäre es sehr riskant, beim Brechakte den Kopf allein zur Seite zu drehen. Es kann nämlich hierbei der Mageninhalt, wenn auch nur zum Teil, im Rachen liegen bleiben und so den Tod durch Ersticken veranlassen, oder aber es gelangen Speisereste in die Luftwege und rufen in der Folge eine Lungenentzündung hervor. In solch einem Momente heisst es dann schnell den Oberkörper so auf die vom Operateur abgewandte Seite zu kehren, dass die Brust mehr weniger auf den Operationstisch zu liegen kommt, und der Mund nach untenhin gerichtet ist. Zu diesem Zwecke dreht der Chloroformator beispielsweise die rechte Schulter und damit zugleich den Oberkörper des Patienten mit der einen Hand nach der linken Seite hin und zieht mit der anderen die auf dem Tische liegende linke Schulter kräftig nach rechts zu sich herüber (siehe Fig. 18). Die Gehilfin erfasst den Kopf und bringt ihn in die entsprechende Lage, so dass der Mund eben direkt nach unten gerichtet ist.

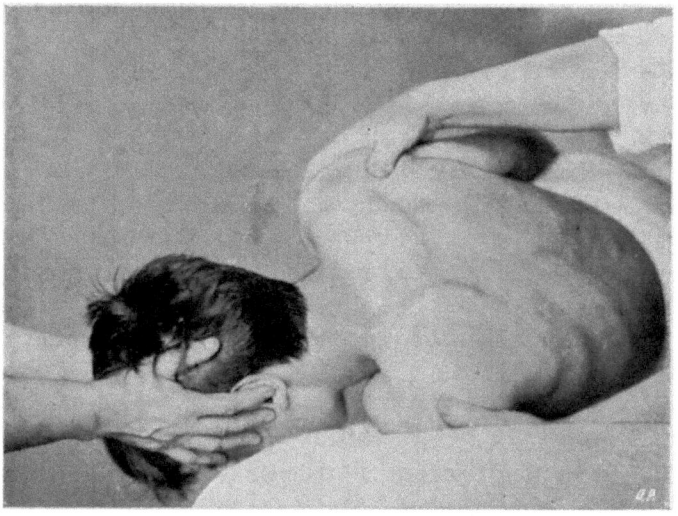

Fig. 18. Die Handgriffe beim Erbrechen.

Auf diese Weise gelangen alle erbrochenen Massen leicht heraus und können im Rachen nicht stecken bleiben.

Falls der Unterkiefer fest an den Oberkiefer gepresst ist, so muss man mit der Mundsperre zwischen die Zähne dringen und die Kiefer mit Gewalt auseinanderbringen.

Nachdem das Erbrechen aufgehört hat, reinigt man die Mundhöhle, dreht den Patienten wieder auf den Rücken und chloroformiert weiter[1].

---

[1] Kommt es im Stadium der Toleranz zum Erbrechen, so trifft die Schuld gewöhnlich den Narkotiseur. Er hat den Patienten in nicht genügend tiefem Schlafe erhalten und ihn aufwachen lassen. Zeigen sich also Vorboten des Erbrechens, wie Stossbewegungen beim Atmen, Würgen etc., so gebe man sofort etwas reichlicher Chloroform.

Die Operationen.

In tiefer Narkose sinkt der **Unterkiefer** zurück, und fällt damit zugleich auch die **Zunge** nach hinten. Die nächste Folge hiervon ist, dass die Atembewegungen schnarchend werden und, wenn die Basis der Zunge den Kehlkopfeingang noch mehr verlegt, Erstickungserscheinungen auftreten. Folgender Handgriff ist dann angezeigt: man legt beide Daumen auf den Oberkiefer (auf die sog. fossa canina), umgreift mit den übrigen Fingern die Unterkieferwinkel und schiebt ihn so weit nach vorne, dass die untere Zahnreihe die obere überragt[1]) (vgl. Fig. 19).

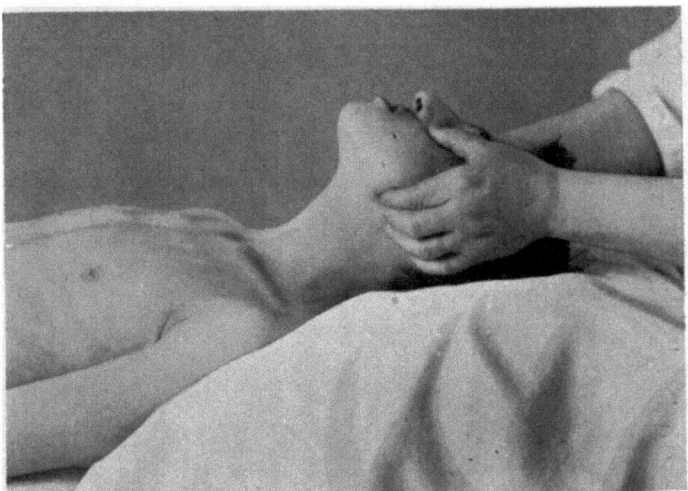

Fig. 19. Der Unterkiefergriff.

Bisweilen genügt dieser Unterkiefergriff allein noch nicht: dann muss man die Zunge mit dem Zungenhalter herausziehen und sie in dieser Stellung am besten mit den Fingern festhalten. Wenn aber die Zähne krampfhaft aufeinander gepresst sind, so muss man sich den Zugang schnell mit der Mundsperre schaffen (vgl. Fig. 20). Durch Herabdrücken des Kinnes den Mund öffnen zu wollen, wäre grundfalsch. Die Zunge legt sich dann nämlich nur noch mehr auf den Kehldeckel.

Tritt **Asphyxie** ein, so melde man das sofort dem Operateur, lege den Kopf des Patienten niedrig, öffne ihm den Mund, ziehe

---

[1]) Hat der Unterkiefer die richtige Lage erhalten, so genügt es gewöhnlich, ihn nur leicht an seinen Winkeln zu unterstützen.

mit dem Zungenhalter die Zunge hervor, halte sie in dieser Stellung fest, und dann beginne man unverzüglich mit der künstlichen Atmung.

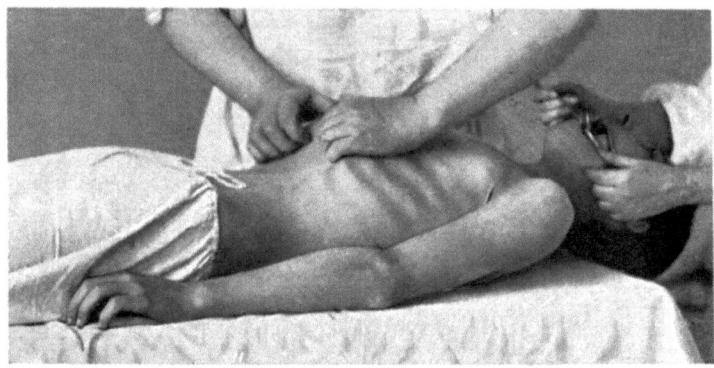

Fig. 20. Künstliche Atmung durch Heben und Zusammendrücken des Brustkorbes. (Methode I.)

Besorgt nur eine Person die künstliche Atmung, so stellt sie sich, mit dem Gesicht zum Fussende gerichtet, an die Seite des

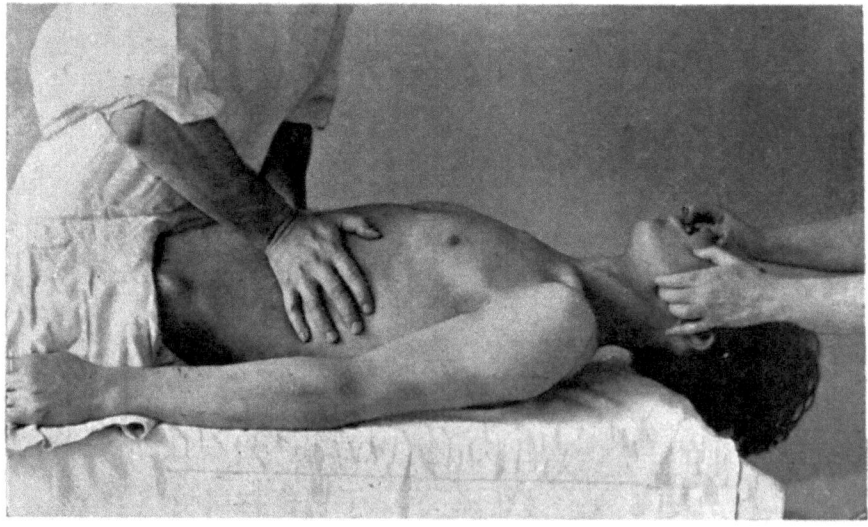

Fig. 21. Künstliche Atmung durch Zusammendrücken des Brustkorbes. (Methode II.)

Patienten, legt die Daumen auf die Rippenbogen und fasst mit den übrigen Fingern die untere resp. innere Seite der Rippen. Durch rhythmisches, aber nicht zu rasches, ausgiebiges Heben und kräftiges Zusammendrücken des Brustkorbes wird dann die Luft in die Lungen hineingebracht und von dort wieder ausgetrieben (vgl. Fig. 20).

Eben beschriebene Methode lässt sich nur bei Kindern und mageren Erwachsenen in dieser Weise ausführen, bei Korpulenten dagegen in folgender Weise: man legt die Hände flach auf die Rippenbogen und drückt den Thorax ein, nicht aber direkt nach unten, sondern mehr in querer Richtung gegen das Zentrum des Brustinneren hin (Ausatmung). Beim Loslassen federt dann der Brustkorb vermöge seiner Elastizität zurück, und das Einatmen erfolgt von selbst — auf natürliche Art (vgl. Fig. 21).

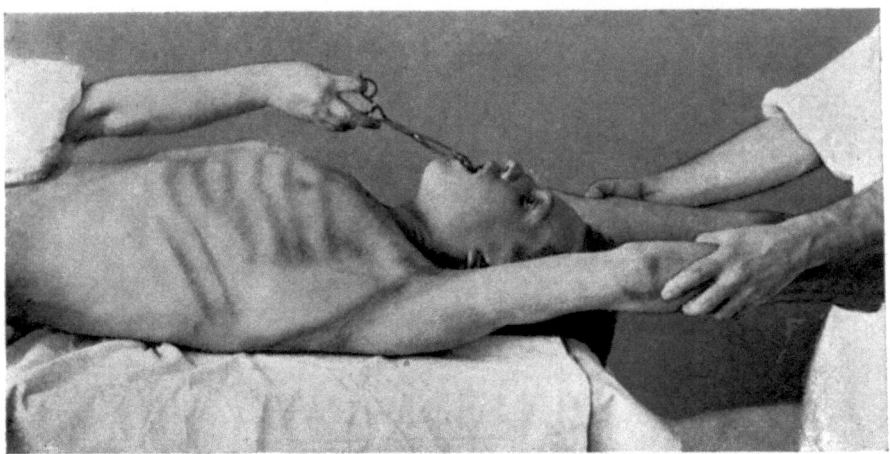

Fig. 22. Künstliche Atmung durch Strecken und Beugen der Arme — von einer Person ausgeführt (Einatmung nach der Methode IIIa).

Bei der Ausübung der dritten Methode steht man am Kopfende des Patienten, fasst dessen gebeugte Vorderarme dicht unter den Ellenbogengelenken derart an, dass die Hohlhand auf die äussere hintere Seite zu liegen kommt, und streckt die Arme, indem man sie zu sich herüberzieht. Damit der Effekt ein noch ausgiebigerer sei, beugt man sich selbst ein wenig zurück und lässt die Arme des Patienten sich womöglich über dessen Kopf (Scheitel) berühren. Um die auf diese Weise in die Lungen gebrachte Luft zu entfernen, bringt man die Arme wieder an den Brustkorb, wobei sie im Ellenbogengelenke zu beugen und kräftig auf die Rippen zu drücken sind.

Diese Bewegungen müssen langsam und rhythmisch so lange fortgesetzt werden, bis der Patient wiederum normal atmet. Damit hierbei das richtige Tempo eingehalten werde, tuen Anfänger gut, die Atemphasen selbst mitzumachen — d. h. also beim Heben der Arme einzuatmen und beim Senken auszuatmen (etwa 10- bis 12mal in der Minute). Fig. 22 und 23.

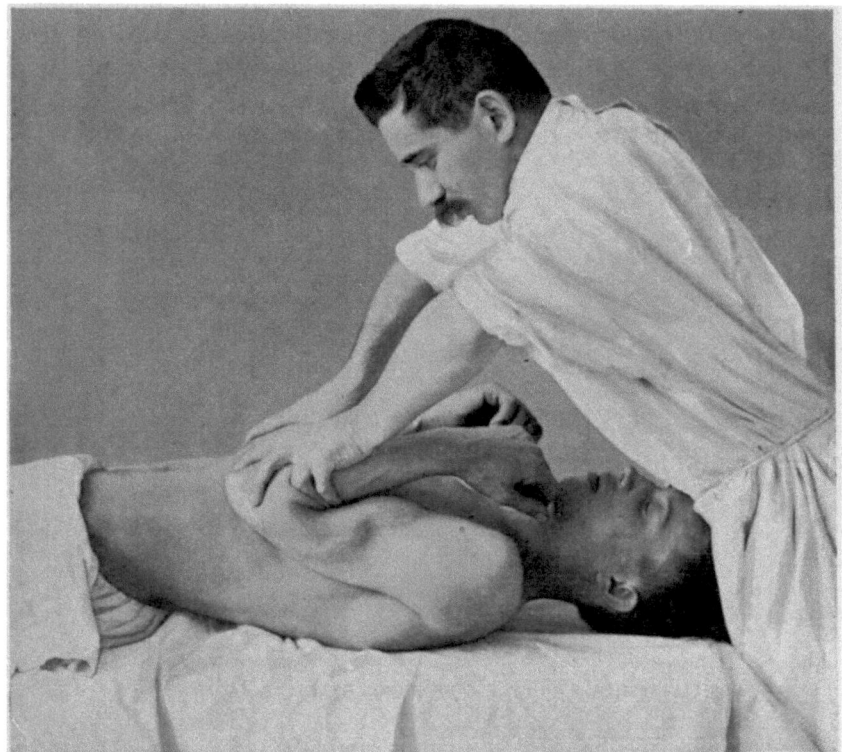

Fig. 23. Künstliche Atmung durch Strecken und Beugen der Arme — von einer Person ausgeführt (Ausatmung nach der Methode IIIa).

Stehen zur Ausführung dieser letzten Methode zwei Personen zur Verfügung, so stellt sich jede von ihnen an eine der Längsseiten des Tisches, und zwar neben die Schulter des Patienten. Die rechtsstehende umgreift mit der rechten Hand den Oberarm etwas oberhalb des Ellenbogengelenkes von hinten und aussen her und mit der linken — den Vorderarm in der Gegend des Handgelenkes; die Person, die sich auf der linken Seite befindet, gerade umgekehrt mit der linken Hand den Oberarm und mit der rechten den Vorderarm. Auf das Kommando eins — heben beide die Arme des Kranken und strecken sie in der Richtung zum Kopfe hin; auf das Kommando zwei — beugen beide die Arme und drücken sie fest an den Brustkorb (vgl. Fig. 24 und 25).

Bei dieser Art der Atembewegungen bleibt die Schwester, welche die Zunge des Patienten hält (wie in Fig. 24), am Kopfende stehen. Wenn jedoch nur eine Person diese Handgriffe ausführt,

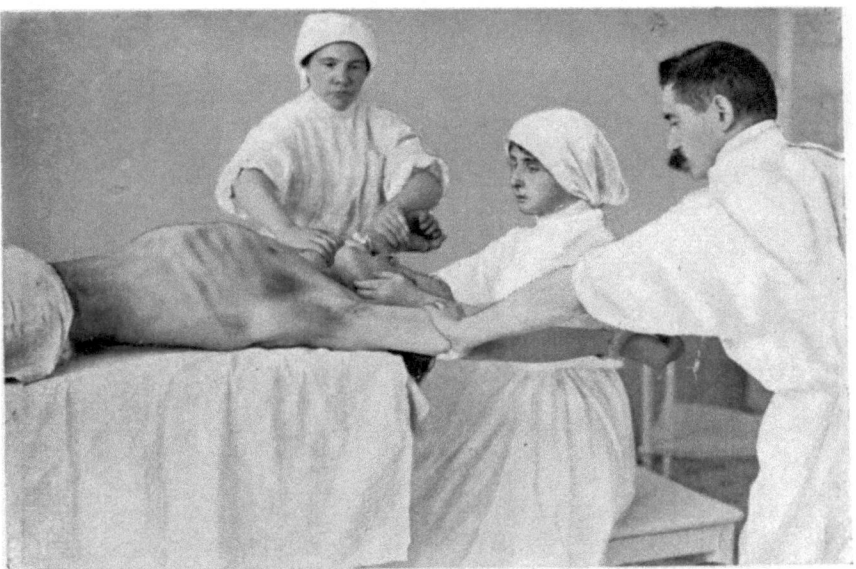

Fig. 24. Künstliche Atmung durch Strecken und Beugen der Arme — von zwei Personen ausgeführt (Einatmung nach der Methode IIIb).

so muss die Schwester an der Längsseite des Tisches stehen und von dort her die Zunge fixieren, etwa wie in Fig. 22.

Die zur Beseitigung der Asphyxie angegebenen Methoden sind alle so ziemlich gleichwertig, doch hängt es in jedem speziellen Falle immer erst von den Verhältnissen und näheren Umständen ab, welcher von ihnen der Vorzug zu geben ist.

Als weitere Belebungsmethoden sind noch rhythmische Traktionen der Zunge und Herzmassage zu empfehlen.

Wenn der eben Operierte noch im Zustande des tiefen Schlafes in das Krankenzimmer zurückgebracht wird, so muss die Narkosenschwester mitgehen, um speziell die Stellung des Unterkiefers und die Lage der Zunge zu kontrollieren.

Wie das Heben und Tragen des Patienten geschieht, haben wir bereits im Kapitel III ausführlich besprochen und müssen hier nur einiges noch hinzufügen. Nach Operationen im Munde oder Rachen ist speziell darauf zu achten, dass nicht Blut oder Speichel in die Luftwege gelange; nach Arm- oder Beinamputationen — darauf, dass der Stumpf nicht herunterhänge; nach Laparotomien —, dass die Beine

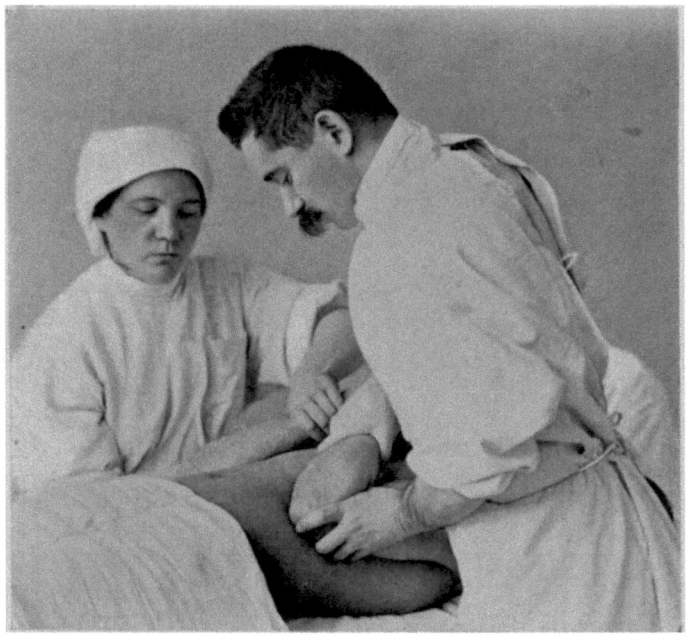

Fig. 25. Künstliche Atmung durch Strecken und Beugen der Arme — von zwei Personen ausgeführt (Ausatmung nach der Methode IIIb).

flektiert sind (damit nicht infolge etwaiger Bauchmuskelspannung das Gewebe an den Nahtstellen gezerrt werde), oder dass zur Wunde herausgeleitete Gummidrains nicht herausfallen u. dgl. m.

Beim Tragen oder Fahren durch Korridore muss der Kranke ordentlich eingewickelt sein, damit er sich nicht erkälte.

Über die weitere Pflege in den ersten Tagen nach einer Narkose siehe unter Kapitel II.

Die Anästhesie.

Während bei der Anwendung eines Narkotikums mit dem Aufheben der Gefühlsempfindung auch das Bewusstsein schwindet, wird beim Gebrauch eines Anästhetikums nur das Schmerzgefühl beseitigt, der Schlaf jedoch nicht hervorgerufen.

Die Anwendungsweise der anästhesierenden Mittel ist eine recht verschiedene. Einige werden in die Gewebe, Nerven und Blutgefässe, oder aber in den Rückenmarkskanal eingespritzt; andere hauptsächlich zum Bepinseln der Schleimhäute benützt, und wiederum einzelne zum Einfrieren der Haut bei kleinen und nur kurze Zeit dauernden Eingriffen.

Die Einspritzung besorgt der Arzt selbst. Die Aufgabe der Schwester besteht nur darin, alles dazu vorzubereiten. Die Spritze, Nadeln und das Fläschchen mit der gewünschten Lösung sollen in reinem Wasser ohne Zusatz von Soda 5 Minuten lang gekocht werden. Einige Mittel, wie z. B. Alypin, Eukain B, Novokain, verändern sich beim Sterilisieren nicht, andere, wie Kokain, verlieren dagegen an anästhetischer Wirkung. Vor dem Kochen muss daher die Schwester sich über die Eigenschaft des betreffenden Mittels informieren.

Bei der Gefriermethode gebraucht man gewöhnlich das Chloräthyl. Wenn die Schwester das Vereisen besorgt, so achte sie darauf, dass der Strahl nicht zu kurz sei; am besten hält sie die Flasche von der Haut in einem Abstande von etwa 20 cm.

Das Reinigen der Hände.

An dem ungestörten und glatten Verlauf einer Operation trägt die Operationsschwester dieselbe Verantwortung, wie der Operateur und die Assistenten. Sie muss sich daher unter genauester Beobachtung aller Vorschriften jedesmal Hände und Arme gründlich reinigen und während der Operation nur das, was gekocht und sterilisiert ist, anfassen.

Zum Waschen der Hände gebraucht man fliessendes Wasser (d. h. nicht solches, das in eine Schale gegossen ist, sondern direkt aus einem Kran kommt). Die Temperatur desselben soll so hoch sein, als es die Haut gerade noch verträgt, denn kaltes reinigt die Hände schlechter. Befindet sich an der Waschvorrichtung kein Pedal, so darf man den Hahn nicht mit den Fingern zu- oder aufdrehen, sondern muss das mit den Ellenbogen oder einer Bürste, falls man sie nicht mehr weiter braucht, besorgen.

Vor dem Betreten des Operationssaales zieht man Operationsgaloschen an, spült den Mund aus (z. B. mit Wasserstoffsuperoxyd), krempelt die Ärmel bis über die Ellenbogen auf und legt eine reine Schürze oder einen Mantel mit kurzen Ärmeln um, damit die Kleider beim Waschen nicht nass werden.

Das Reinigen der Hände mit Bürsten hat in einer ganz bestimmten Ordnung zu geschehen. Bekanntlich weisen die Finger unter den Nägeln die meisten Keime auf; wollte man also zuerst die Finger und dann erst die Arme mit ein und derselben Bürste waschen, so würde man die Infektionskeime nur verschleppen. Man soll daher immer die Arme, Handrücken und Innenfläche der Hände zuerst reinigen und die Finger zuletzt (hauptsächlich unter den Nägeln). Hat man das 5 Minuten lang getan, so legt man die Bürste beiseite, damit sie niemand weiter benütze. Hierauf reinigt man die Nägel mit einem Nagelreiniger und beschneidet sie, falls es nötig ist. Schere und Nagelreiniger darf man nicht zu den sterilen zurücklegen. Will man sich jetzt die Hände abwischen, so nimmt man ein steriles Handtuch, das keiner mehr weiter gebrauchen soll. Alsdann beginnt man wieder mit der Waschung; auch mit der zweiten Bürste reinigt man Arme und Hände in derselben Reihenfolge 5 Minuten und mit der dritten — nur die Finger[1]).

Nach solch einer mehrfachen Waschung reibt man sich Arme und Hände mit Alkohol[2]) ebenfalls mit einer Bürste 3—5 Minuten hindurch ab. Hierzu gibt es spezielle Apparate mit Pedaleinrichtung. Lässt man sich aber den Alkohol direkt aus der Flasche aufgiessen, so darf man den Flaschenhals mit den Händen nicht

---

[1]) Ein zu langes Scheuern der Haut besonders mit etwas härteren Bürsten ist zu vermeiden: 1. können in der Haut kleine Wunden entstehen und 2. infolge des Aufquellens der Epidermisschuppen im Wasser leicht an die Oberfläche Bakterien gelangen.

[2]) Der Alkohol, den man meistens 95%ig benützt, wirkt entfettend, desinfizierend und zusammenziehend. Letztere Eigenschaft ist besonders wichtig. Durch den Spiritus schliessen sich nämlich die Poren in der Haut, und können dann aus der Tiefe nicht so leicht Bakterien an die Oberfläche gelangen. Nach der Alkoholwaschung die Hände noch in einer Desinfektionsflüssigkeit, wie Lysol-, Sublimatlösung, abzuspülen, ist also falsch. Will man sich solcher Mittel bedienen, so möge man sie vor dem Gebrauche des Alkohol anwenden.

Die Operationen.

berühren. Zum Schluss ist es noch ratsam, die Fingerkuppen mit Jodtinktur zu bestreichen und speziell die Teile unter dem Nagel damit sorgfältig abzureiben.

Statt der eben geschilderten Desinfektionsmethode (Seife, Wasser, Alkohol) wendet man in letzterer Zeit eine noch einfachere an. Man reibt sich die Hände nur mit Alkohol oder Azeton und Alkohol

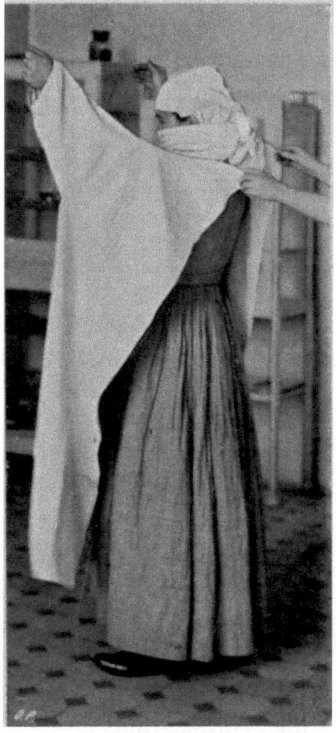 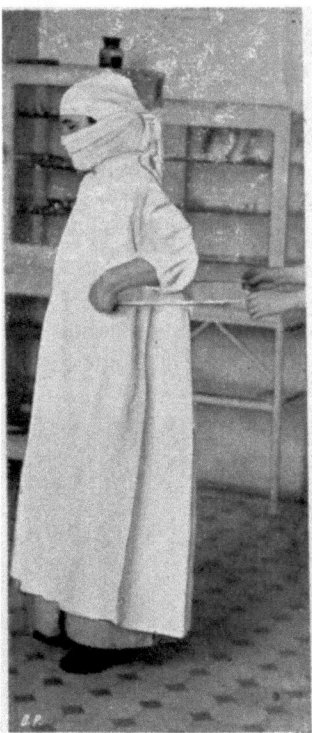

Fig. 26 und 27. Wie man einen sterilen Mantel anzieht.

(10 bis 50:100) oder Jodtinktur ab. Diese Mittel eignen sich vornämlich für die sog. Schnelldesinfektion, wo jeder Augenblick von grösster Bedeutung ist.

Nach sorgfältiger Reinigung, sei es nach dieser oder jener Methode, pflegen die Hände meist keimfrei zu sein. Während der Operation können sich aber doch an ihrer Oberfläche Bakterien ansammeln. Aus diesem Grunde muss die Schwester noch Gummihandschuhe anziehen. Jedoch auch beim Arbeiten in Handschuhen gelangen aus den tieferen Hautschichten Keime an die Oberfläche und bilden mit den abgestossenen Epithelien und dem abgesonderten Schweiss innerhalb gewisser Zeit (zwischen Haut und Handschuh) den sog. Handschuhsaft. Bekommen nun die ohnehin dünnen Gummihandschuhe kleine Risse oder Löcher, so erfüllen sie nicht mehr ihren Zweck. Um dieser Eventualität nach Möglichkeit vorzubeugen, ist es gut, wenn die Schwester noch sterile Zwirnhandschuhe darüber zieht. So kann dann die Schwester mit ruhigem Gewissen Instrumente und Nahtmaterial reichen oder in der Wunde assistieren; sie darf nur nichts berühren oder anfassen, was nicht vorher gekocht resp. sterilisiert worden ist.

An das Arbeiten in Handschuhen gewöhnt man sich verhältnismässig schnell. Es ist durchaus nicht so störend, wie man sich das allgemein vorstellt.

Vor dem Anziehen der Handschuhe lässt man sich die Büchse, wo die Mäntel und Gesichtsmasken liegen, öffnen und nimmt eine Kopfbedeckung heraus, die einem dann eine Gehilfin umlegt. Den Mantel zieht man selbst an, wie es aus den Figuren 26 und 27 ersichtlich ist; das Zuknöpfen und Zubinden besorgt aber jemand anderes.

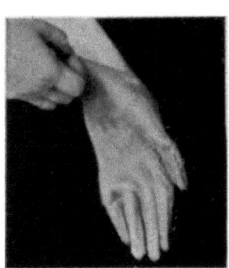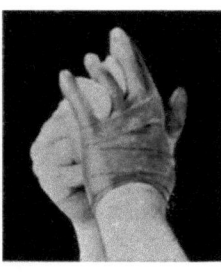

Fig. 28 und 29. Wie man den linken Handschuh anzieht.

Hierauf schiebt man sich die Manschetten über die Vorderarme, und ganz zuletzt zieht man die Handschuhe an. Bei diesem Akt hat man aber darauf zu achten, dass die blosse, wenn auch desinfizierte Hand, so wenig wie möglich die äussere Handschuhseite berühre. Zu diesem Zwecke nimmt man zuerst den linken Handschuh aus der Trommel, indem man ihn mit der rechten Hand an seinem freien Rande fasst, und hält ihn so, dass die Finger nach unten gerichtet sind; schiebt dann die linke Hand, so weit es geht, in den Handschuh hinein, kehrt die Hand um, so dass die Finger nach oben gerichtet sind, und streicht mit einem in die rechte genommenen sterilen Marlystück zunächst die Finger und darauf den übrigen Teil des Handschuhs glatt über die Hand (vgl. Fig. 28 u. 29).

In der gleichen Weise zieht man auch den rechten Handschuh an, wobei jedoch das Anwenden eines Marlystückes überflüssig ist.

Hat sich die Schwester in dieser Weise zur Operation fertig gemacht, so deckt sie ein mehrfach zusammengelegtes Laken über den für die Instrumente bestimmten Tisch, hebt das Drahtgestell mit den Instrumenten aus dem Kochapparate (den Deckel öffnet eine Hilfsschwester) und ordnet sie so auf dem Tische, dass die wichtigsten, wie Messer, Pinzetten, Scheren und Gefässklemmen, für den Operateur leicht erreichbar in der ersten Reihe, die übrigen — in der zweiten liegen. Die Gefässklemmen, Darmscheren usw., die zum Sterilisieren geöffnet worden waren, müssen jetzt wieder geschlossen werden, da die Branchen sonst beim Reichen auseinanderfallen.

Ist der Instrumententisch gross genug, so lässt man eine Ecke für Nahtmaterial frei, andernfalls richtet man sich dazu ein besonderes Tischchen ein. Den Deckel vom Gefässe mit der Seide hebt nicht die Operationsschwester, sondern eine Gehilfin ab. Seide und Nadeln nimmt die Schwester mit einer sterilen Pinzette heraus, legt sie auf den Tisch, fügt Nadelhalter, Schere und einige Pinzetten hinzu und bedeckt dann alles bis zum Gebrauche mit einem sterilen Handtuch.

Der Tisch mit den eben aufgezählten Gegenständen muss zur Rechten des Operateurs stehen; die Büchse mit Marly dagegen auf der Seite, wo der Assistent sich befindet — gleichfalls zu seiner Rechten.

Wenn zur Operation nicht sofort geschritten wird, so soll die Schwester die Instrumente und ebenso auch ihre Hände mit einem sterilen Handtuch bedecken. Um mit den Händen jedoch im Versehen nicht irgendwo anzukommen, halte sie die Arme ein wenig gebeugt von ihrem Körper ab.

Die Desinfektion des Operationsfeldes.

Fällt die Desinfektion des Operationsfeldes der Schwester zu, so soll sie, bevor sie damit beginnt, sich die Hände mit Seife und Wasser reinigen; dann seift sie das Operationsfeld und in möglichst weiter Ausdehnung auch die Umgebung ein und rasiert die Haare ab¹). Hierauf erst schreitet sie zur eigentlichen Desinfektion. Damit jedoch die Haut nicht wund gescheuert werde, ist es besser, die Seife mit steriler Watte oder Marly, nicht aber mit einer Bürste darauf zu bringen und auf diese Weise das Operationsfeld zu reinigen (etwa 5—10 Minuten lang). Darauf folgt das Abreiben mit einer sterilen Kompresse oder einem Handtuche, ein gründliches Abwischen mit alkoholdurchtränkter Marly und endlich das Einpinseln mit Jodtinktur. Bei all diesen Manipulationen ist immer vom Zentrum nach der Peripherie hinzuwischen, und nicht umgekehrt, damit nicht mit abgelösten Epidermisschuppen Bakterien von den unreineren Rändern zur Mitte verschleppt werden können²).

Handelt es sich um Maschinenverletzungen oder andere schwere Verwundungen, so ist das Reinigen des Operationsfeldes sehr schwierig. In solchen Fällen entferne man nur den gröbsten Schmutz und pinsle die Haut gründlich mit Jod ein. Die Wunde selbst rühre man nicht an, sondern überlasse das dem Arzte.

Vor Eröffnung eines Abszesses oder einer Phlegmone ist die Haut selbstverständlich auch zu reinigen, jedoch möglichst vorsichtig, um dem Kranken nicht unnütz Schmerzen zu bereiten und vor allen Dingen den Eiter und die Bakterien dabei nicht weiter in den Organismus zu verschleppen.

Hat die Schwester nun den Patienten in der erforderlichen Weise zur Operation vorbereitet, so legt sie unter ihn ein steriles Laken, zieht ihm ein steriles Hemd an, unterstützt seinen Kopf mit einem Kissen (Rolle) und bedeckt ihn, nachdem sie das Operationsgebiet noch besonders sorgfältig mit Marlykompressen oder Handtüchern geschützt hat, mit einem sterilen Laken. Alles das geschieht entweder im Operationssaale, oder besser in einem speziellen Vorbereitungsraume, aus dem man den Patienten hinüberfährt und ihn dann nach den in Kapitel II angegebenen Regeln auf den Operationstisch hebt.

---

[1]) Beim Rasieren hält man das Messer in einem Winkel von 15—20 Grad und muss dabei (mit der anderen Hand) die Haut stets in der einen oder anderen entgegengesetzten Richtung spannen.

[2]) Die Desinfektion der Haut ist nicht so umständlich und trotzdem sicher, wenn man am Abend vorher das Operationsfeld mit Seife und Wasser ordentlich abgewaschen und darüber einen sterilen Verband gelegt hat; unmittelbar vor der Operation schmiert man dann nur mit Jodtinktur mehrmals die Haut ein (Alkohol kann man vorher noch anwenden, Seife und Wasser darf man aber nicht gebrauchen).

Sollte die Schwester auch bei der Operation helfen müssen, so hat sie sich selbstverständlich vorher nochmals die Hände zu reinigen.

Die Lage des Patienten während der Operation.

Welche Lage der Patient während der Operation einzunehmen hat, bestimmt der Operateur selbst. Die Schwester hat nur dafür zu sorgen, dass die gewünschte Stellung auch immer richtig eingehalten werde.

In den meisten Fällen liegt der Kranke während des Eingriffes auf dem Rücken. Wie dann die Hände und Beine zu fixieren

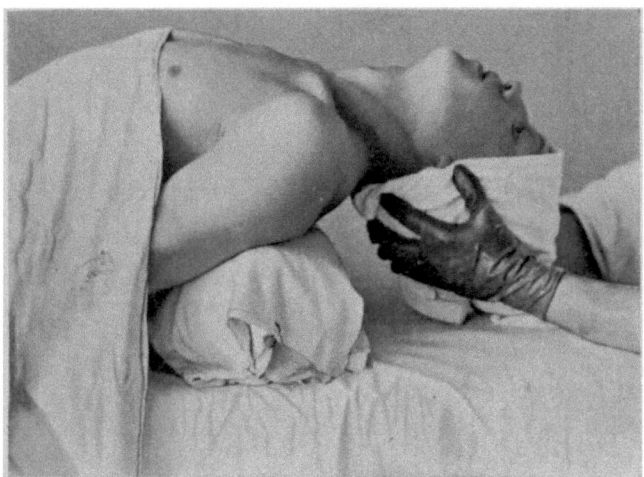

Fig. 30. Lage des Patienten bei Operationen am Halse.

sind, ist in dem Abschnitte „Die Narkose" bereits gesagt worden. Besonders aufmerksam muss man auf die Hände achten, da der Patient mit ihnen, ehe man sich versieht, in die Wunde fahren kann.

Bei Operationen am Halse und Kopfe hält eine Gehilfin den Kopf. Handelt es sich um eine Tracheotomie, Kropfoperation, Entfernung von Lymphdrüsen, so ist der Rücken in der Höhe der Schulterblätter mit einer Rolle zu unterstützen (nicht aber der Nacken); wie aus Fig. 30 ersichtlich, fällt dann der Kopf nach hinten zurück und der Hals wölbt sich gut vor. — Wird im Gesicht oder Rachen operiert, so muss der Patient mit herabhängendem Kopfe liegen, oder aber sitzende Stellung einnehmen.

Wenn bei **Thoraxoperationen** die Seitenlage erforderlich ist, so sind das Becken und auch die Beine mit umzudrehen und in dieser Stellung ordentlich festzuhalten.

Einige **Bauchoperationen** führt man ebenfalls in der Seitenlage aus, so z. B. Eingriffe an den Nieren. Um hierbei leichteren Zugang zu gewinnen, schiebt man noch eine feste Rolle unter die Seite, die dem Tische aufliegt. Aus demselben Grunde legt man auch eine Rolle unter den Rücken des Patienten, wenn

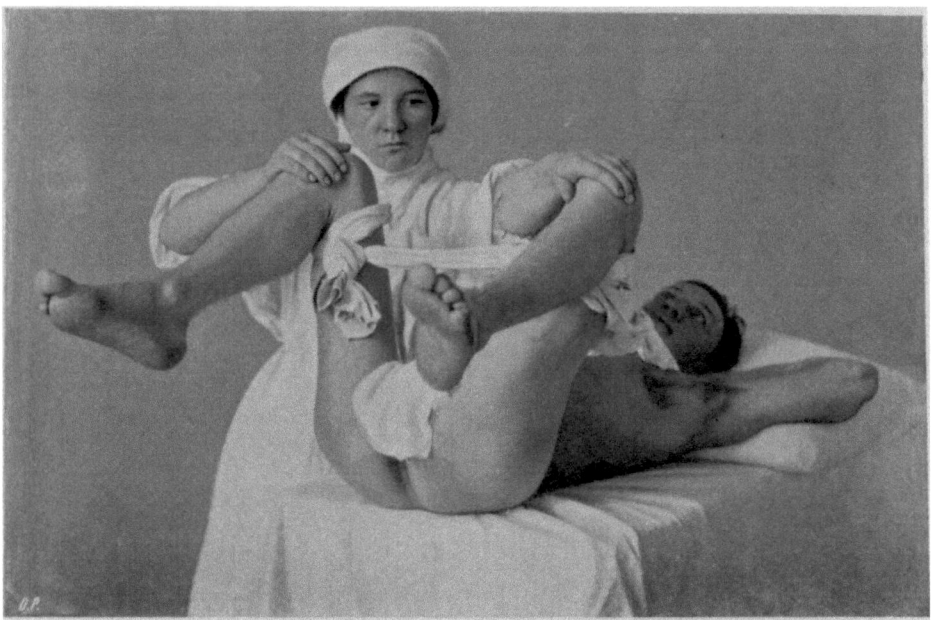

Fig. 31. Steinschnittlage mit Hilfe von Handtüchern.

es sich um eine Operation oberhalb des Nabels in der Tiefe des Leibes handelt.

Liegt eine Operation im **kleinen Becken** vor, so ist dem Kranken die sog. **Trendelenburg sche Lage** zu geben: d. h. auf die schräg gestellte Platte des Operationstisches wird der Körper so gelagert, dass die Füsse nach oben und der Kopf nach unten gerichtet sind.

Soll am **After, Damm** (oder an der **Scheide**) operiert werden, so muss der Patient in die sog. Steinschnittlage gebracht werden. Dazu wird der Oberkörper so weit an die untere Quer-

Die Operationen. 97

seite des Tisches heruntergezogen, dass das Kreuzbein auf dem Tischrande ruht, während die Beine möglichst gespreizt und im

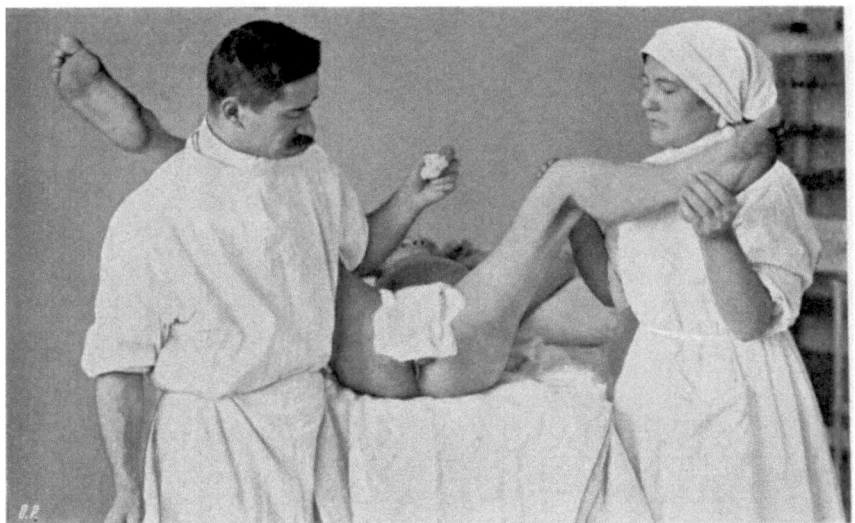

Fig. 32. Steinschnittlage. Assistent und Gehilfin halten die Beine.

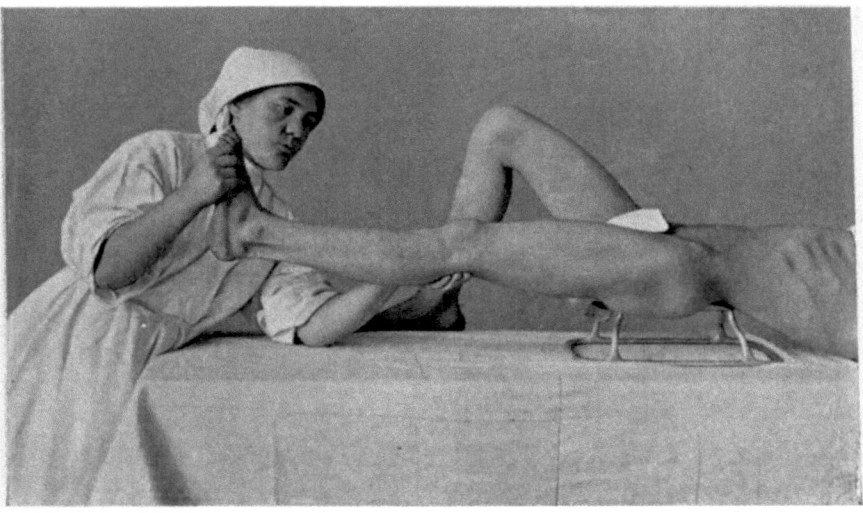

Fig. 33. Wie man das Bein beim Anlegen eines Gipsverbandes um Becken und Oberschenkel zu halten hat.

Knie- wie Hüftgelenke gebeugt gehalten werden. Um in dieser Stellung die Beine zu fixieren, hat man auch zweckentsprechende Vorrichtungen; in Ermangelung solcher lässt sich dasselbe vermittelst zusammengebundener Handtücher erreichen (s. Fig. 31).

Wenn zwei Gehilfinnen da sind, so hält jede von ihnen ein Bein — mit der einen Hand das Knie, mit der anderen den Fuss (vgl. Fig. 32). Ist jedoch nur eine Person zur Hilfe vorhanden, so muss die in der Wunde assistierende Schwester das eine Bein selbst zurückhalten (vgl. Fig. 32).

Zum Anlegen eines starren Verbandes um das Becken inklusive Oberschenkel braucht man eine Beckenstütze. Diese schliesst man in den Gipsverband mit ein und zieht sie nachher heraus. Das Bein des Patienten hat die Schwester unterdessen freischwebend in horizontaler Lage zu halten (Fig. 33).

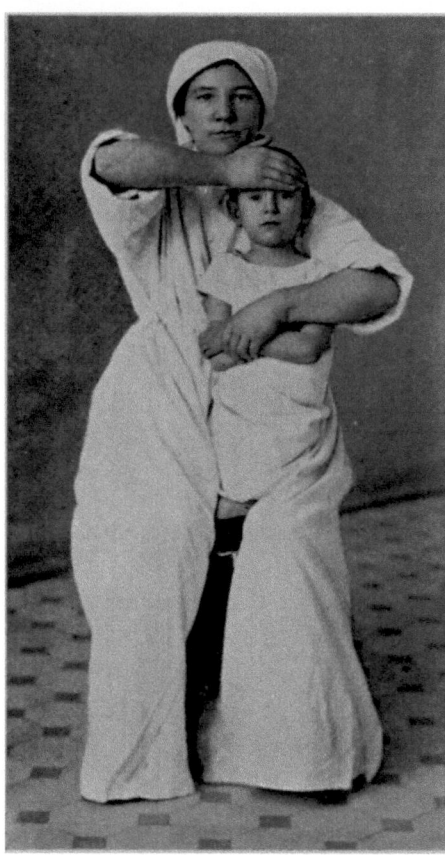

Fig. 34. Wie ein Kind bei Operationen im Rachen, Munde und Gesicht zu halten ist.

Bei Operationen am Arm legt man diesen auf ein Tischchen, das man an den Operationstisch rückt; zum Amputieren zieht man den Arm vom Körper mehr rechtwinkelig ab und hält ihn dabei in horizontaler Lage.

Um eine Amputation am Oberschenkel ausführen zu können, muss man den Rumpf des Patienten auf die untere Hälfte des Tisches lagern und das kranke Bein gestreckt halten; das gesunde zieht man zur Seite hin ab.

Die Operationen.

Kleine Kinder nimmt die Schwester gewöhnlich aufs Knie, falls es sich um eine Operation im Rachen, Munde oder Gesichte handelt; hierbei setzt sie das Kind am besten auf ihren linken Oberschenkel, hält dessen Beine kräftig zwischen den Schenkeln fest, fixiert mit der linken Hand beide Arme, legt die rechte auf Stirn und drückt so den Kopf an ihre Brust (s. Fig. 34). Aus Gesagtem ergibt sich auch leicht, wie Kinder bei Eingriffen im Ohre zu halten sind.

Das Reichen von Instrumenten und Nahtmaterial.

Hat die Schwester keine Handschuhe an, so reicht sie die Instrumente und Tupfer am besten mit einer ausgekochten

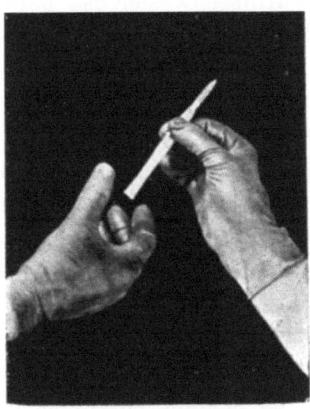

Fig. 35. Wie ein Skalpell zu reichen ist.

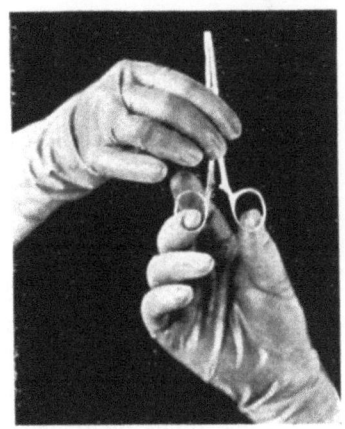

Fig. 36. Wie Instrumente mit ringartigen Griffen zu reichen sind.

Zange; hilft sie jedoch in Handschuhen, so kann sie natürlich alles mit den Fingern anfassen.

Ungefähr in der Mitte soll sie die Instrumente zwischen Daumen und Zeigefinger halten und so reichen, dass der Operateur sie gleich am Griffe in die Hand nehmen kann.

Ein Skalpell ist mit der Scheide nach oben gerichtet so zu geben, dass der Operateur beim Ansetzen desselben auf die Haut auch sofort schneiden kann, und es nicht erst umzudrehen braucht (Fig. 35).

Alle Instrumente, die solche Griffe wie z. B. Scheren haben, sind so zu reichen, dass der Operateur, ohne hinzusehen, mit Daumen und Zeigefinger in die Öffnungen hineinfährt (Fig. 36).

Beim Zureichen einer Pinzette müssen die Branchen nach unten gerichtet sein (Fig. 37).

Verlangt der Operateur ein Instrument, so lasse die Schwester ihn nicht warten, sondern reiche es schnell, ohne aber dabei an etwas anzukommen. Fällt ein Instrument auf den Fussboden oder auf eine Stelle, die nicht von sterilen Tüchern bedeckt ist, so darf der Schwester auch nicht einmal der Gedanke aufkommen, dasselbe aufheben zu wollen.

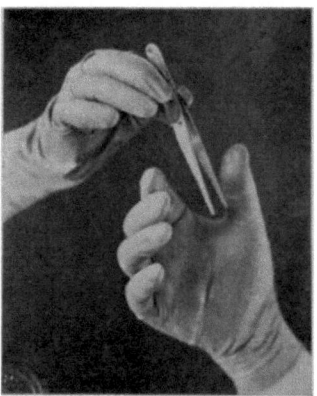

Fig. 37. Wie Pinzetten zu reichen sind.

Falls ein Instrument fehlen sollte, so muss eine Hilfsschwester das betreffende aus dem Schrank herausnehmen und über einer Spiritusflamme ausglühen oder, wenn es nicht so eilig erforderlich ist, auskochen.

Den Gang der Operation hat die Schwester immer genau zu verfolgen, um auch unaufgefordert rechtzeitig das nötige Instrument reichen zu können (z. B. eine Gefässklemme bei Blutungen, eine Schere, um die Fäden abzuschneiden usw.). Braucht der Operateur irgend eines nicht mehr, so nehme sie es schnell entgegen und lege es auf die rechte Stelle wieder zurück. Wie man beim Empfang die Instrumente anfasst, ist irrelevant; man achte nur darauf, dass man mit den scharfen und spitzen Instrumenten weder den Operateur noch sich selbst bei den raschen Bewegungen verletze. Die Nadeln und besonders die ganz kleinen für die Darmnaht lässt man sich, damit sie nicht herunterfallen, am besten auf die Hohlhand legen.

Hat die Schwester einen freien Augenblick, so reinige sie mit einem Tupfer die mit Blut oder Eiter beschmierten Instrumente und ordne sie.

Sind nur noch wenige Gefässklemmen vorhanden, so melde sie das dem Operateur rechtzeitig, damit er einige Unterbindungen vornimmt und auf diese Weise wieder Klemmen frei macht.

Wenn es sich um Operationen in der Bauchhöhle handelt, muss die Schwester genau wissen, wieviel Instrumente sie von jeder Sorte (besonders Gefässklemmen und Pinzetten) ausgelegt hat und sich vor dem Schluss der Wunde davon überzeugen, dass keines fehlt. Diese Kontrolle ist unbedingt erforderlich, da es vorgekommen ist, dass Instrumente im Bauchraume zurückgeblieben sind.

Verlangt der Operateur zur **Unterbindung** eines Gefässes eine Ligatur, so fasst die Schwester mit einer Pinzette das freie Ende der aufgerollten Seide, hebt es in die Höhe, wobei sich der Faden von der Spule abwickelt[1]) und schneidet ein ca. 25 cm langes Stück ab. Kürzere Fäden sind beim Knoten unbequem, längere (von 35 bis 40 cm) — nur bei Ligaturen in der Tiefe nötig. Zum Unterbinden kleiner Hautgefässe reicht man Nr. 0 und Nr. 1, für mittelgrosse Gefässe — Nr. 2, und nur auf Verlangen des Arztes — noch dickere Nummern.

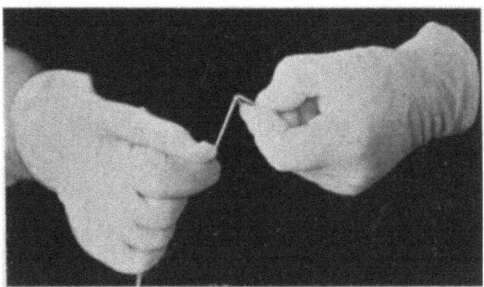

Fig. 38. Wie man die Nadel in Handschuhen armiert.

Das frei herabhängende Ende des Seidenfadens darf beim Hinüberreichen nirgends ankommen.

Um das abgeschnittene Ende an der Rolle nicht lange suchen zu müssen, hat man den Faden nicht dicht daran, sondern etwa 8—10 cm davon entfernt, abzuschneiden.

Ist die Schwester in Handschuhen, so armiert sie die Nadel mit dem Faden in folgender Weise: sie fasst die Nadel und das eine Ende der Seide zwischen Daumen und Zeigefinger der linken Hand und drückt dann mit der anderen Hand den Faden von oben her in das federnde Öhr (Fig. 38).

Das kurze Ende des Fadens soll 5—8 cm lang sein. Ist es

---

[1]) Damit die Rolle beim Abwickeln des Fadens nicht herunterfalle, ist es zweckmässig, sie durch eine in die Hohlachse eingeführte Sonde, am besten Blattsonde, zu fixieren.

kürzer, so kann man es beim Anlegen der Naht leicht aus dem Öhre ziehen; wenn es aber zu lang ist, so verletzt man beim Hin- und Herziehen des Fadens wiederum leicht das Gewebe. Das

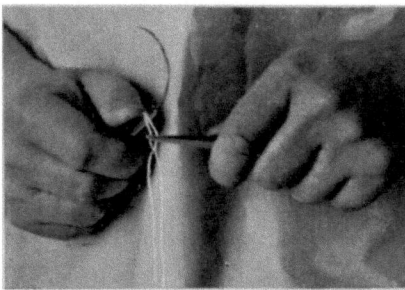

Fig. 39. Wie man die Nadel ohne Handschuhe armiert.

andere, längere Ende soll nicht kürzer als 20 cm, bei tiefen und fortlaufenden Suturen entsprechend länger, sein.

Wenn die Schwester ohne Handschuhe hilft, so muss sie nach Möglichkeit das Berühren der Seide mit den Fingern vermeiden. Aus diesem Grunde soll sie in die linke Hand eine Pinzette nehmen und mit ihr den Faden in Form einer kleinen Schlinge fassen, in die rechte aber — eine andere Pinzette, mit der sie die Nadel so hält, dass der Spalt des Öhres sich von der inneren Seite der Schlinge gegen den Faden drücken

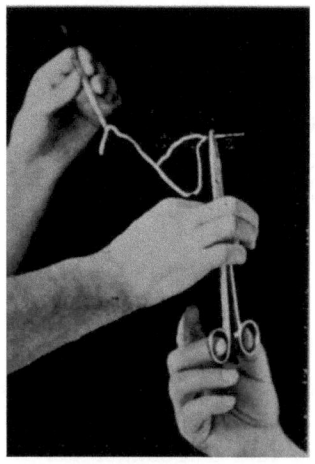

Fig. 40. Wie man das Nahtmaterial ohne Handschuhe reicht.

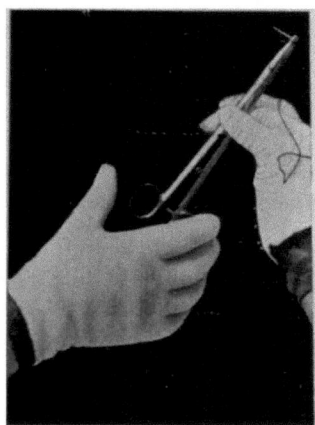

Fig. 41. Wie man das Nahtmaterial in Handschuhen) reicht.

lässt (siehe Fig. 39). Obwohl diese Methode des Einfädelns auf den ersten Blick etwas umständlich erscheint, so erlangt man doch bei einiger Übung bald die erforderliche Gewandtheit.

Die Operationen. 103

Die nun so armierte Nadel fasst man mit dem Nadelhalter oder auch mit einer Gefässklemme derart, dass das Öhr nicht zwischen die Branchen zu liegen kommt, da es sonst leicht abbrechen kann. Die Nadel muss mit der Spitze nach links und mit dem Öhr nach rechts gerichtet sein, wenn man den Nadelhalter in senkrechter Richtung vor sich hält. Beim Reichen soll man den Faden nicht hängen lassen, sondern das Ende mit der linken Hand fassen und es dem Operateur auf den Handrücken legen, oder warten, bis der Assistent es nimmt (vgl. Fig. 40). Hat die Schwester Handschuhe an, so kann sie den Faden auch auf ihre eigene rechte Hand legen und ihn, nachdem der Operateur den Nadelhalter ergriffen hat, durch die Finger gleiten lassen; das Ende muss sie aber festhalten (siehe Fig. 41).

Es gibt eine ganze Reihe sehr sinnreich konstruierter Nadelhalter, die hier aber nicht besprochen werden können. Wer mit den gebräuchlichen umzugehen versteht, der wird auch bald mit den komplizierteren zurecht kommen.

Zum Vereinigen der Wundränder wendet man statt Seide auch Metallklammern (nach Michel) an, die man mit dazu eigens konstruierten Pinzetten reicht.

Ausser Seide und Instrumenten hat die Operationsschwester oft auch noch Marly zu reichen; sie soll daher stets eine Trommel mit Verbandstoff in ihrer Nähe bereit halten. — Hilft sie ohne Handschuhe, so muss sie die Marly mit einer sterilen Kornzange anfassen.

Das Assistieren in der Wunde.

Bei Operationen gut zu assistieren ist eine Kunst, die man sich nur durch mehrjährige Übung aneignen kann. Ungewandte und von Natur langsame Menschen sollten sich damit überhaupt nicht befassen.

Von einer Schwester lässt sich billigerweise nur fordern, dass sie die Anordnungen des Operateurs genau und schnell ausführt, zuverlässig die Asepsis beherrscht und nichts Überflüssiges während des Operierens redet. Letzteres ist deshalb so wichtig, weil mit jedem Worte Tausende von Bakterien in die Luft gelangen, und damit natürlich auch ein Teil in die Wunde. Sie soll sichs daher zur Regel machen, nicht direkt auf das Operationsfeld zu atmen und sich mit dem Kopfe nicht darüber zu beugen. Beim Husten oder Niesen wende sie sich ab.

Beim Desinfizieren der Hände hat sie sich nach den oben angegebenen Regeln zu richten, und zieht sie keine Handschuhe an, so muss sie das Berühren der Wunde mit den Fingern tunlichst vermeiden.

Für gewöhnlich steht der Assistent dem Operateur gegenüber, auf der anderen Seite des Tisches, und nimmt sich aus der Trommel, die zu seiner Rechten auf einem Gestell mit Pedalvorrichtung befestigt sein soll, die Tupfer selbst heraus. Hierbei darf er aber mit der Marly den Deckel und Rand der Trommel nicht berühren und auch sonst nirgends ankommen.

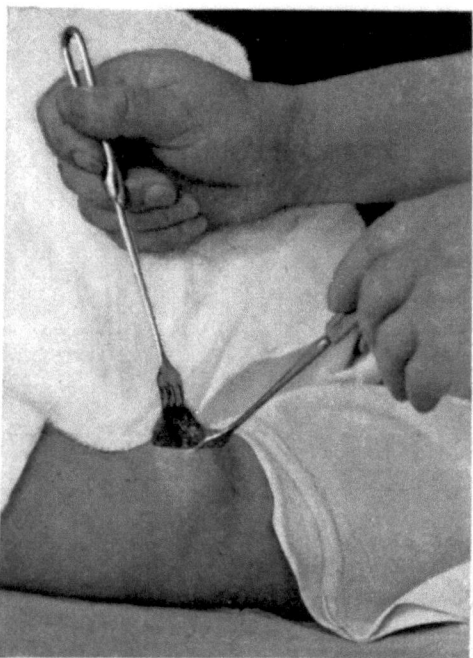

Fig. 42. Wie die Hautränder mit Haken auseinander zu halten sind.

Um das Blut gut abzuwischen, muss man mit dem Tupfer eine gewisse Kompression ausüben und ihn dann wieder schnell fortnehmen, damit der Operateur bei der Arbeit nicht aufgehalten werde.

Zum Auseinanderziehen der Wundränder sind die Haken für gewöhnlich nach aussen und oben zu ziehen. Erfolgt nämlich die Zugrichtung nur nach aussen und nicht zugleich auch nach oben, so klappt die Haut leicht nach aussen um und kann dann vom Operateur im Versehen eingeschnitten werden (vgl. Fig. 42).

Überhaupt muss die Schwester den Haken beständig so halten, wie der Chirurg ihn eingesetzt hat; verschieben darf sie ihn ja nicht und auch im Zuge nicht nachlassen. Will der Operateur den Haken an einer anderen Stelle anlegen, so hat die Schwester die Hand nicht los zu lassen, sondern seinen Bewegungen zu folgen. — Mit stumpfen Haken kann eine Gewebsverletzung nicht so leicht hervorgerufen werden; beim Gebrauche scharfer ist dagegen grosse Vorsicht geboten.

Beim Fassen der Gewebe mittelst Pinzette tut man gut, sich mit dem 5. Finger oder mit der Handkante auf die Umgebung der Wunde zu stützen, denn so lässt sich die Pinzette viel sicherer und ruhiger halten. Soll ein Schnitt zwischen zwei Pinzetten geführt werden, so fasst der Assistent auf der ihm zugewandten Seite das Gewebe 1. immer erst nach dem Operateur, 2. in gleich weitem Abstande von der Schnittlinie und 3. genau in derselben zur Wunde quer verlaufenden Ebene und Linie an.

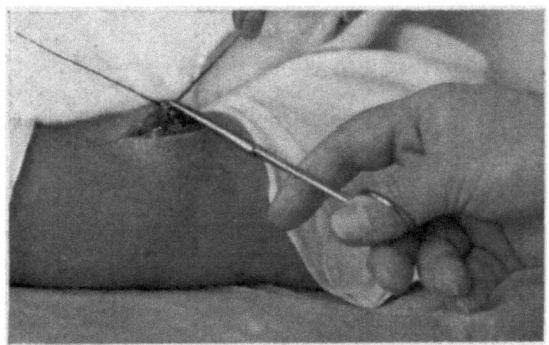

Fig. 43. Wie die Gefässklemme bei der Unterbindung zu halten ist.

Zum Unterbinden eines Gefässes hebt der Assistent die Klemme nicht gerade in die Höhe, sondern hält sie in mehr horizontaler Richtung, indem er sie gleichsam abhebelt und somit die Spitze etwas nach oben richtet. Dann liegt die Fadenschlinge viel sicherer hinter der Spitze der Gefässklemme, und letztere kann beim Knoten nicht mitgefasst werden (Fig. 43).

Werden Hautnähte angelegt, so ist es die Aufgabe des Assistierenden, die Wundränder mit Pinzetten gut aneinander zu bringen, damit sie beim Knoten der Seide sich nicht nach innen einrollen.

Bei jeder Unterbrechung, wie beim Erbrechen, bei künstlicher Atmung etc. hat die Schwester die Wunde mit sterilen Kompressen zu bedecken und speziell Bauchwunden gut zu komprimieren.

Wenn die Schwester beim Assistieren oder Zureichen der

Instrumente und Seide irgend einen nicht sterilen Gegenstand berührt haben sollte, so muss sie natürlich sofort sich wieder desinfizieren resp. die Handschuhe wechseln.

Wie sie den Verband anzulegen hat, ist in Kapitel VI und VII nachzulesen.

Nach jedem operativen Eingriffe hat die Schwester dafür zu sorgen, dass alles wieder gereinigt und in Ordnung gebracht werde.

Die gebrauchten Instrumente spült man zunächst in kaltem Wasser ab und wäscht sie dann in lauwarmem gründlich mit einer Bürste. Heiss darf das Wasser nicht sein, da sonst das Blut gerinnt und sich schwerer entfernen lässt. Zur leichteren Säuberung der rauhen Stellen, Vertiefungen und Scharniere (zusammengesetzte Instrumente sind natürlich auseinander zu nehmen), ist es gut, dem Wasser etwas Soda oder Seife hinzuzufügen. Röhrenförmige Instrumente müssen so lange mit Wasser durchgespritzt werden, bis es vollständig klar abfliesst. Hierauf trocknet man die Instrumente mit einem weichen, reinen Handtuche ab und legt sie in den Schrank zurück[1]). Diejenigen aber, die stumpf oder verdorben sind, brackiert man aus und schickt sie zur Reparatur.

War die Operation eine eitrige gewesen, so sollen die Instrumente sofort gereinigt werden, damit die infektiösen Stoffe nicht eintrocknen. Vor dem Abwaschen mit einem Tuche sind sie jedoch noch erst $1/4-1/2$ Stunde auszukochen. Lag eine schwere septische Infektion des Patienten vor, so werden die Sporen bei der Siedetemperatur des Wassers noch nicht sicher abgetötet; darum muss man in solch einem Falle die Instrumente in Öl, dessen Siedepunkt bei 200^0 liegt, sterilisieren.

Nach dem Gebrauche sind die Bürsten stets in Sublimatlösung (1:1000) eine halbe Stunde lang zu kochen; ebensolange auch die Nagelreiniger und Nagelscheren in Sodalösung.

Die grösseren Marlykompressen können, falls die Operation keine eitrige war, der Ökonomie wegen ausgewaschen und nach der Sterilisation sehr wohl wieder benützt werden — so z. B. zum Verbinden von Geschwüren.

---

[1]) Instrumente, die nicht beständig im Gebrauch sind, muss man von Zeit zu Zeit mit einem trockenen Tuche abwischen und mit Vaselin leicht einschmieren.

Wenn in den Büchsen Verbandmaterial und Operationswäsche nachgeblieben sind, so müssen sie vor einer neuen Operation wieder frisch sterilisiert werden. Ist nämlich die Trommel einmal geöffnet worden, so sind die darin liegenden Sachen nicht mehr als steril zu betrachten.

Die **eitrigen Operationen** werden grösstenteils in einem besonderen, kleineren Operationsraume oder im Verbandszimmer ausgeführt. Alle Vorbereitungen und die Desinfektion der Hände geschehen selbstverständlich so, wie es vorhin beschrieben worden ist; betreffs der Händereinigung wäre jedoch ein verkürztes Verfahren zulässig.

Instrumente und Seide soll die Schwester mit Zangen und Pinzetten zureichen; hat sie ausserdem noch Handschuhe an, so kommen ihre Hände mit Eiter nicht in Berührung. Dank solcher Vorsichtsmassnahmen ist dann ein Übertragen der Bakterien auf andere Patienten ausgeschlossen, aber auch die Schwester selbst hat eine volle Garantie vor jeder Infektion[1]).

Die Vorbereitungen zu einer Operation im Privathause.

Ist eine Operation im Privathause angesagt worden, so hat die Operationsschwester womöglich schon am Tage vorher ein geräumiges, helles und heizbares Zimmer auszuwählen, alle unnötigen Möbelstücke daraus zu entfernen, es gut zu reinigen und zu lüften.

Als Lager für den Patienten suche man sich einen festen, genügend langen und nicht zu breiten Tisch aus. Sollte kein passender vorhanden sein, so lassen sich auch zwei gleich hohe, kleinere dazu gebrauchen, die dann mit Schnüren gut aneinander zu binden sind. Darüber kommen eine Matratze, Gummiunterlage (Wachstuch), ein Kopfkissen und ein reines Laken.

Weiter bedarf es eines Tisches für die Instrumente und eines zweiten für Verbandstoffe und Wäsche.

Stösst an das Operationszimmer noch ein passender Raum,

---

[1]) Ausser der Dienstzeit muss die Schwester sich auch vor der Berührung mit ansteckenden Stoffen hüten; sollte sie aber mit Eiter zu tun gehabt haben, so darf sie nicht früher bei aseptischen Operationen helfen, als bis sie eine gewisse Karenzzeit durchgemacht hat.

so ist dort die Waschvorrichtung unterzubringen (Waschtisch mit Pedaleinrichtung oder 1—2 Teemaschinen, conf. Kapitel III).

Zum Auskochen der Bürsten eignet sich jedes gewöhnliche Kochgeschirr mit einem Deckel, für die Instrumente — besonders wenn sie lang sind — am besten ein Fischkessel.

Kann man aus irgend einem Grunde keine sterilen Unterlagen mitbringen, so muss man Laken, Handtücher und Servietten in einem grösseren Gefässe kochen und mit ihnen, nachdem man sie gut ausgerungen hat, das Operationsfeld und die Tische für die Instrumente wie Verbandstoffe bedecken.

Marly, Handschuhe, Mäntel, Mützen etc. bringt man gewöhnlich in gut eingewickelten Büchsen sterilisiert mit. Ist das nicht durchführbar, so sterilisiert man die Gummihandschuhe und Tupfer[1]) durch Kochen; auf sterile Mäntel muss man dann freilich verzichten.

Um Schalen steril zu machen, kocht man sie, oder brennt sie nach gründlicher Säuberung mit Alkohol aus. Bei letzterem Verfahren wird aber nur die eine (innere) Seite rein; daher soll die Hilfsperson beim Reichen die Schale stets von aussen anfassen, ohne mit den Fingern die Innenseite zu berühren.

Schwieriger schon ist es, für genügende künstliche Beleuchtung zu sorgen. Ausser Lampen muss man noch Lichte, mehrere zusammengebunden, bereit halten; solche mit einem improvisierten Reflektor (ein grösserer silberner Löffel oder ein Untersatz aus blankem Metall) versehene Kerzenbündel geben ein recht helles Licht und leisten sehr gute Dienste.

Überhaupt verlangen die Vorbereitungen zu einer Operation im Privathause viel Umsicht und praktischen Sinn. Die Schwester muss sehr genau bedenken, was sie alles mitzunehmen hat, und beim Einpacken auch nichts vergessen; namentlich bezieht sich das auf die Instrumente, die sie mehrmals durchsehen und überzählen soll.

Die Pflege der Hände.

Da unsere Haut keine glatte Fläche vorstellt, sondern eine Menge Falten, Vertiefungen und ausserdem noch reichlich kleine

---

[1]) Die im Handel erhältliche „sterilisierte Marly" entspricht nicht immer den bei aseptischen Operationen zu stellenden Anforderungen; übrigens hat in dieser Frage der Arzt die Entscheidung selbst zu treffen.

Drüsengänge aufweist, so haftet an ihr der Schmutz mit den Bakterien sehr fest. Mehrweniger sicher kann man ihn erst dann entfernen, wenn man mit Bürste und Seife die obersten Epidermiszellen abgescheuert hat. Die Haut wird hierdurch sehr dünn und ferner durch den Gebrauch verschiedener desinfizierender Mittel stark angegriffen.

Um also die Hände zu schonen und vor dem Rauhwerden und Platzen zu schützen, soll man sie vor allen Dingen stets gut abtrocknen. Tut man das jedoch, wie gewöhnlich in Eile, so leiden zunächst die Handrücken und werden besonders in kalter Jahreszeit leicht wund und rissig. Ausserdem ist es noch wichtig, die Haut um den Nagelfalz regelmässig zurückzuschieben und keine die Hände sehr anstrengende Arbeit zu verrichten. Da ferner Seife, Alkohol usw. der Haut Fettbestandteile entziehen, muss man die Hände jeden Abend, am besten mehrmals des Tages mit einem der gebräuchlichen Mittel einreiben; sehr zu empfehlen ist auch eine Mischung von Glyzerin, Alkohol und Ammoniak, etwa im Verhältnis von 10:5:3 (obwohl das Glyzerin nicht zu den Fetten gehört).

Haben die Hände Wunden, so soll man sehr vorsichtig sein. Besonders kleine Risse und unbedeutende, nicht blutende Verletzungen können ernste Folgen nach sich ziehen. Aus grösseren Wunden werden nämlich die Bakterien mit dem Blute wieder herausgeschwemmt, in den ganz kleinen dagegen zurückgehalten, und geben dann nicht selten zu Abszessen, Phlegmonen oder gar zu einer allgemeinen Blutvergiftung Veranlassung. Damit nun solch kleine Defekte in der Haut nicht übersehen werden, ist es ratsam, die Hände nach der Arbeit mit Alkohol, einer Säure etc. abzureiben. Wird dadurch ein brennender Schmerz hervorgerufen, so drücke man die betreffende Stelle gründlich aus, tue etwas Jodtinktur darauf und verklebe sie mit Kollodium. Grössere Verletzungen verlangen natürlich einen regelrechten Verband.

Gestattet der Arzt der Schwester trotz einer Wunde am Finger beim Verbandwechsel oder bei einer Operation behilflich zu sein, so muss sie im Interesse des Patienten und auch um ihrer selbstwillen einen Gummifinger oder Handschuh anziehen.

Die Nägel darf man selbstverständlich nicht sehr lang tragen, doch braucht man sie auch nicht ganz kurz zu beschneiden.

VI.
Die Aufgaben der Schwester beim Wechseln der Verbände.

In Anstalten wird der Verbandwechsel entweder im Krankenzimmer selbst vorgenommen, wobei ein rollbarer Tisch, auf dem alles Nötige vorhanden sein muss, von einem Bett zum anderen geschoben wird, oder aber in einem für solche Zwecke speziell eingerichteten Raume. In letzterem Falle werden dann diejenigen Patienten, die nicht gehen können, auf einer Bahre, im Rollstuhl oder im Bett (wofür es besondere Fahrgestelle gibt) ins Verbandzimmer hinübergeschafft.

Wie hierbei die Kranken zu heben sind, wie das Hemd an- und abzuziehen ist etc., hat bereits im Kapitel II genauere Besprechung erfahren. Kleine Kinder kann die Schwester meist auf den Armen tragen, doch muss sie dann selbstverständlich auf die schmerzhaften Stellen (Wunden, Knochenbrüche, Gelenkentzündungen etc.) besonders acht geben.

Die Vorbereitungen zum Verbandwechsel
sind die gleichen wie zu den Operationen (vgl. Kapitel IV).

Damit beim Verbandwechsel die Marly jedoch nicht unnötigerweise mit den Händen angefasst werden, sollen ausser den kleinen und grösseren Kompressen schon vor der Sterilisation auch noch verschieden grosse Streifen zum Tamponieren der Wunde zurechtgeschnitten werden. Handelt es sich um eine grössere Anzahl von Verbänden, so ist das zeitraubende Ausfransen der Marly natürlich nicht durchführbar und ausserdem auch nicht notwendig; die kleinen Fäserchen, die auf den Wundflächen haften bleiben, lassen sich leicht entfernen. Da ferner beim Abtupfen der Wunden und Reinigen der Umgebung viel Marly aufgeht, ist es der Ökonomie wegen praktisch, auch noch Wattebäuschchen zu sterilisieren.

Von Instrumenten sind hauptsächlich Scheren, Gefässklemmen, einige Kornzangen und recht viele Sonden und Pinzetten erforderlich, die 5—10 Minuten gekocht werden müssen[1]).

Zum Reichen der Marly und Instrumente bedient man sich am besten einer längeren sterilen Kornzange. Diese bewahrt man in einem mit Alkohol gefüllten Glasständer auf, und zwar so, dass die Griffe nach oben gerichtet, also ausserhalb des Gefässes sind[2]).

Ausserdem hat die Schwester noch dafür zu sorgen, dass die Irrigatore mit den Ansätzen sterilisiert sind, und ebenso auch die Schnabelkannen, aus denen zum Aufweichen der mit der Wunde verklebten Marly Wasserstoffsuperoxyd, Borsäurelösung etc. aufgegossen wird.

Was sonst noch an Salben, Streupulver und Lösungen notwendig ist, soll hier nicht aufgezählt werden, da das von jedem einzelnen Krankheitsfalle und den Wünschen des Arztes abhängt.

Vor Beginn des Verbandwechsels wäscht sich die Schwester die Hände nach den im Kapitel V angegebenen Regeln gründlich rein und braucht sich dann während der ganzen Arbeitszeit nicht wieder zu desinfizieren, es sei denn, dass sie mit nicht sterilen Gegenständen in Berührung gekommen ist.

Wie die Vorbereitungen zum Verbandwechsel im Privathause zu treffen sind, siehe unter Kapitel III.

Wie die Patienten beim Verbandwechsel zu halten sind.

Soll die Schwester während des Verbandwechsels den Kranken unterstützen, oder die zu verbindenden Gliedmassen in der erforderlichen Lage festhalten, so muss sie sich zuerst die Hände waschen (eine genaue Desinfektion ist nur in bestimmten Fällen erforderlich) und sich dann so hinstellen, dass sie dem Arzte nicht

---

[1]) Nach dem Gebrauche müssen die Instrumente in ein besonderes Gefäss getan und dürfen erst nach dem Sterilisieren wieder zu den reinen zurückgelegt werden.

[2]) Wird die Kornzange in dieser Weise in Alkohol gehalten, so kann man auch ohne die Hände zu desinfizieren jederzeit aus der Trommel Marly steril herausnehmen.

im Wege stehe. Beim Anfassen darf sie dem Kranken keine Schmerzen verursachen, und mit den Fingern nicht zu nahe an die Wunde kommen. Fixiert sie ein Glied in einer bestimmten Lage, so hat sie es möglichst ruhig zu halten und bei nötiger Veränderung in der Stellung keine schnellen und brüsken Bewegungen zu machen.

Vor dem Verbandwechsel sind die Patienten sowieso ängstlich und aufgeregt; fügte man ihnen noch Schmerzen zu, die mit einiger Vorsicht leicht zu vermeiden sind, so wäre das nicht human. Um also bei solchen Hilfeleistungen möglichst zart und sicher vorzugehen, soll die Schwester ihre Arme, wenn es irgend geht, nicht freihalten, sondern die Oberarme an den eigenen Körper stützen,

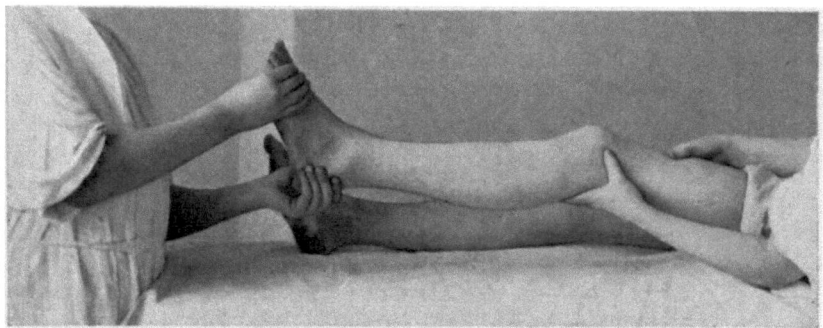

Fig. 44. Wie der Unterschenkel von zwei Personen zu halten ist.

oder die Ellenbogen auf den Verbandtisch, die Bett- resp. Stuhllehne legen, und alle Handgriffe, wie schon bemerkt, ruhig und langsam ausführen (vgl. auch Kapitel II und V).

Beim Halten des Unterschenkels legt die Schwester die eine Hand unter das Knie und die andere unter die Achillessehne, oder aber sie umgreift den Fuss resp. die Zehen (je nach den Verhältnissen). Oft kann sie es auch so machen, dass sie mit der einen Hand die Ferse, mit der anderen die Zehen ergreift, den Fuss anhebt und so das ganze Bein in gestreckter Stellung von der Unterlage entfernt.

Wenn zwei Personen den Unterschenkel heben, so übernimmt eine das Knie resp. den Oberschenkel, während die andere, wie oben beschrieben, den Fuss hält und an ihm nötigenfalls noch eine Extension ausübt (Knochenbrüche), (Fig. 44).

Die Aufgaben der Schwester beim Wechseln der Verbände.

Ist das Kniegelenk sehr schmerzhaft, so wird es für den Patienten am schonendsten sein, wenn nur eine Person das Bein anhebt und unterstützt. Hierbei hat sie die eine Hand mit möglichst gespreizten Fingern unter die Kniekehle zu schieben, wobei sie, wie in Figur 45, den Ellenbogen aufs eigene Knie stützt, und mit der anderen den Unterschenkel zu heben (Fig. 45).

Falls jedoch zwei Personen helfen, so hält eine den Oberschenkel, die andere den Unterschenkel, und je nachdem es notwendig ist, unterstützt die erste oder zweite dabei auch noch das Kniegelenk.

Handelt es sich um einen Verband des Oberschenkels, so genügt stets eine Schwester, die den Unterschenkel dazu etwas anhebt. Soll der Verband aber zugleich auch das Hüftgelenk resp. ganze Becken mit einschliessen, so ist das Bein wie in Fig. 33 zu halten.

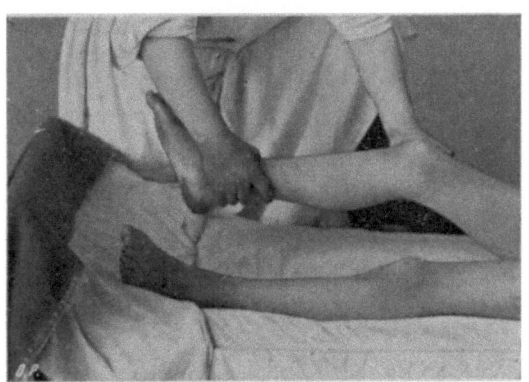

Fig. 45. Wie bei Erkrankungen des Kniegelenkes das Bein von einer Person zu heben ist.

Welche Stellung der Kranke bei Verbänden in der Gegend des Afters oder der Genitalien mitunter einzunehmen hat, ist aus Fig. 22 ersichtlich.

Beim Verbinden des Bauches müssen dem Patienten die Hände stets festgehalten werden, damit er mit ihnen nicht in die Wunde fahren kann. In einzelnen Fällen ist es auch notwendig, die Beine zu fixieren.

Wird ein Brustverband angelegt (während der Patient sich in sitzender Stellung befindet), so sollen seine Arme nach vorn und unten gezogen, oder mehr rechtwinkelig vom Körper abgezogen werden.

Um eine Wunde in der Achselhöhle oder an der inneren Seite des Oberarmes zu versorgen, muss man den Arm in möglichst abduzierter (abgehobener) Stellung halten.

Beim Verbinden des Ellenbogens hält man mit der einen Hand den Oberarm und mit der anderen den Vorderarm, so dass letzterer zum ersteren einen rechten Winkel bildet.

Ist beim Verbandwechsel am Vorderarm nur eine Person behilflich, so muss sie dabei in folgender Weise vorgehen: liegen Vorderarm und Hand des Kranken auf dem Verbandtische, so fixiert sie die kranke Extremität oberhalb des Ellenbogengelenkes, damit der Patient den Arm nicht zurückziehen kann; soll der Vorderarm aber freischwebend gehalten werden, so nimmt sie denselben am Ellenbogen mit der gleichnamigen Hand fest und lässt die Hand und das Handgelenk des Patienten auf der anderen ruhen; hierbei muss der Arm des Kranken rechtwinkelig flektiert sein. Die Schwester hat neben dem Kranken auf der Seite, die dem erkrankten Arme entspricht, zu stehen und den Arm, der die Hand des Patienten unterstützt, nicht um seinen Hals herum, sondern wie in Fig. 46 vor der Brust vorbeizuführen.

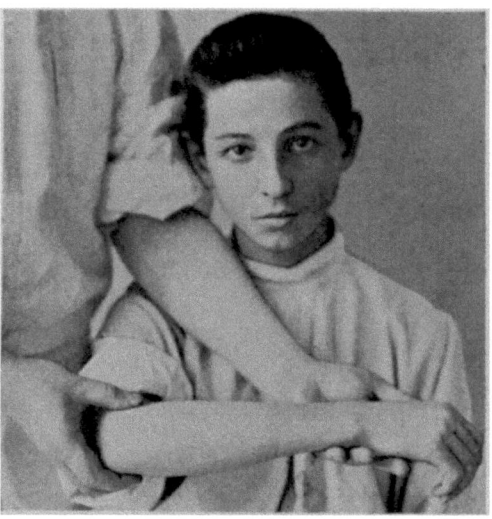

Fig. 46. Wie der Vorderarm von einer Person zu halten ist.

Liegt ein Knochenbruch vor, so müssen zwei Schwestern den Vorderarm halten, um zugleich auch eine Extension auszuüben: es fasst also die eine bei rechtwinkeliger Armstellung dicht oberhalb des Ellenbogengelenkes den Oberarm an, während die andere die Finger ergreift und an ihnen kräftig zieht.

Wenn eine Hand verbunden werden muss, so hat die Schwester diese mit der einen (desinfizierten) Hand und mit der anderen den Vorderarm festzuhalten; oder aber die Hand des Patienten ruht auf einem mit steriler Serviette bedeckten Tische, während die Schwester nur den Vorderarm fixiert.

Bei Halsverbänden muss die Schwester den Kopf des

Kranken ruhig halten und manches Mal auch noch die Schultern herunterziehen.

Soll ein Verband um den Kopf gelegt werden, so kann die Schwester den Patienten an Kinn und Scheitel, an der Stirn und am Hinterkopf, oder an beiden Schläfen halten. Wie Kindern der Kopf zu fixieren ist, ergibt sich aus der Fig. 34.

Wie die Schwester kleinere Verbände selbständig machen soll.

Wenn die Schwester den Wechsel kleinerer Verbände selbständig vorzunehmen hat, so halte sie dabei immer eine bestimmte Reihenfolge ein. Zuerst sind die Patienten mit reineren Wunden und ganz zuletzt die mit stark eiternden Geschwüren, Fisteln usw. zu verbinden. Am besten ist es, wenn sie während des Verbandes liegen; sie verhalten sich nämlich dann viel ruhiger und fallen auch nicht so leicht in Ohnmacht.

Die Binde schneidet die Schwester vermittelst einer Verbandschere und Pinzette auf, ohne aber mit den Fingern daran zu kommen[1]). Sie hat eben stets im Auge zu behalten, dass infektiöse Keime durch Berührung leicht von einem Patienten auf den anderen übertragen werden können; wenn sie aber beim Verbinden nicht direkt mit den Fingern anfasst, so ist selbst eine so ansteckende Krankheit wie der Rotlauf (Rose) bezüglich der Übertragbarkeit nicht im mindesten zu fürchten[2]). (Am korrektesten ist es, wenn eine Hilfsperson die Binden abnimmt.)

Nach Entfernung der Binde sind Watte und Marly selbstredend auch mit einer Pinzette fortzunehmen; falls aber die der Wunde aufliegenden Verbandstoffe angeklebt sind, so müssen sie erst mit Wasserstoffsuperoxyd, Borsäurelösung etc. angefeuchtet werden. Jedenfalls darf das Abnehmen des Verbandstoffes dem Kranken keine Schmerzen verursachen und auch keine Blutung hervorrufen.

Falls ein Arm oder ein Bein ein sog Lokalbad bekommen

---

[1]) Auch beim Gebrauch der Verbandschere muss man vorsichtig sein. Da man sie nicht jedesmal sterilisiert, kann man mit ihr sehr leicht Infektionskeime übertragen. Man schneide deshalb die Binde immer auf der der Wunde gegenüberliegenden Seite durch (ganz abgesehen davon, dass man so dem Patienten die Wunde mit der Schere nicht drückt resp. beschädigt).

[2]) Patienten, die an einer sehr gefährlichen Infektion erkrankt sind (z. B. Milzbrand), verbindet man der Vorsicht wegen am besten in Gummihandschuhen.

soll, so legt man das betreffende Glied nach Abnahme der obersten Marlyschichten in eine Schale oder in eine für solche Zwecke speziell geformte Wanne mit warmem, abgekochtem Wasser. Die Temperatur des Wassers reguliert man durch Zugiessen von heisserem und erhält sie gewöhnlich auf einer Höhe von 28 bis 35° R. Damit die Extremität nicht auf dem Boden der Wanne, sondern frei im Wasser liege, spannt man der Quere nach ein Handtuch oder 4—5 entsprechend lange Heftpflasterstreifen aus, befestigt sie an den Wänden der Wanne und lässt das Glied darauf ruhen.

Eiter und Borken entfernt man mit Pinzette und Tupfern und reinigt darauf erst die Ränder und Umgebung der Wunde. Hierbei ist ein planloses Abwischen bald der Haut, bald der Wunde mit ein und demselben Tupfer zu vermeiden, und ebenso auch das Ausdrücken des Eiters, wie das gewaltsame Entfernen noch nicht ganz abgestossener nekrotischer Gewebefetzen.

All diese Manipulationen sind vorsichtig und sorgfältig auszuführen, damit der Kranke dabei keine Schmerzen empfinde, aber andererseits nicht zu langsam und bedächtig, da ein langes Offenliegen der Wunden auch nicht wünschenswert ist.

Bei Wunden mit Ausbuchtungen und tiefen Taschen führt man Tampons und Drainröhren ein, damit der Eiter besseren Abfluss habe, und die Wundränder sich nicht zu schnell schliessen. Die Marlytampons schiebt man mit einer Sonde hinein, wobei darauf zu achten ist, dass der Tampon die Höhle locker, jedoch vollständig ausfülle, und das Ende desselben immer aus der Wunde genügend weit hervorrage. Auf letzteren Punkt ist besonders dann Gewicht zu legen, wenn mehrere Tampons in der Wundhöhle liegen, da man sonst beim nächsten Verbandwechsel leicht einen übersehen kann. Drainröhren fenstert man vor dem Gebrauche, oder besser schlitzt sie spiralförmig der Länge nach auf und schneidet das einzuführende Ende schräg ab[1]). Um bei tiefgehenden Fisteln und Wundhöhlen ein Hineinschlupfen des Drains zu verhindern, muss man das über den Hautrand hervorstehende Ende

---

[1]) Gummidrains hält man in verschiedener Dicke vorrätig. Nachdem man sie zunächst gekocht hat, bewahrt man sie in einem gut verschliessbaren Glasgefässe, das mit Sublimat- oder Karbollösung gefüllt ist, auf und kann sie dann daraus direkt zum Gebrauche herausnehmen. Zuverlässiger ist es natürlich, sie nochmals einige Minuten zu kochen.

mit einer Sicherheitsnadel quer durchstechen, mit einem längeren Marlystreifen versehen, oder aber mit einem Seidenfaden um den betreffenden Körperteil binden. Benutzt man eine Sicherheitsnadel, so lege man, um jede Reibung zu verhindern, zwischen diese und der Haut ein Stückchen Marly.

Zum Reinigen der Umgebung gebraucht man Benzin, Äther und Alkohol[1]), wobei dafür zu sorgen ist, dass von den genannten Mitteln nichts in die Wunde gelange. Ist die Haut jedoch wund oder entzündet, so muss man mit dem Wischen und Abreiben sehr vorsichtig sein. Ganz besonders Gewicht ist hierauf zu legen bei eben erst überstandenem Erysipel. Im Verlauf dieser Krankheit entstehen nämlich oft Bläschen mit serösem Inhalt, die späterhin platzen und dann zur Bildung von Schuppen und Borken Anlass geben. Entfernt man nun diese eingetrockneten Massen zu früh, so kommen dabei leicht kleine, fürs Auge kaum bemerkbare Hautdefekte zustande, durch welche die Bakterien wieder hineingelangen und dann aufs neue ein Auffachen der Krankheit verursachen können. Sobald sich zwischen oberflächlicher und tiefer Hautschicht Eiter ansammelt, hebt sich das Epithel in Form von Blasen ab; diese soll man dann sofort durchstechen und derart abschneiden, dass keine Eitertaschen nachbleiben.

Wenn das Wundsekret längere Zeit auf einer sonst ganz gesunden Haut liegt, wird letztere bald rot und schliesslich wund, was dem Patienten Brennen und Schmerzen verursacht. Um dem vorzubeugen, muss man die Umgebung der Wunde immer rechtzeitig mit einer Salbe gut einschmieren. Das Geschwür selbst soll man dagegen, solange es stark sezerniert und noch keine Tendenz zum Vernarben zeigt, niemals damit bestreichen. Da die Marly in erster Linie dazu dient, die Geschwüre trocken zu halten, indem sie den Eiter aufsaugt, so ist es selbstverständlich, dass dieser Zweck nicht erreicht werden kann, wenn dazwischen eine Salbe liegt, deren ölige und fettige Bestandteile den Eiter nicht durchlassen. Um ferner die Haut in der Umgebung des Geschwüres immer rein halten zu können, muss man die Haare öfters abrasieren; das gilt besonders für den Kopf, wo wenigstens eine 2-3 fingerbreite Zone rings um die Wunde glattrasiert, und der

---

[1]) Werden diese Mittel direkt aus der Flasche auf die Tupfer gegossen, so darf man dabei mit dem Flaschenhalse die Marly nicht berühren.

übrige Teil der Haare kürzer geschnitten sein soll. Lässt man die Haare lang, so verschieben sie sich unter dem Verbande und können in die Wunde geraten.

Beim Auflegen der Verbandstoffe kommt es weniger darauf an, dass die Schicht eine dicke, als vielmehr eine möglichst flächenhaft ausgebreitete sei, damit die Wunde nicht (infolge der sich leicht verschiebenden Marly) offen liege und so von aussen infiziert werden könne.

In gewissen Fällen wendet man statt trockener Marly feuchte Kompressen an. Beim Ausringen soll aber die Schwester den Verbandstoff nur an den Rändern anfassen, damit die Teile, welche auf die Wunde zu liegen kommen, nicht von den Händen berührt werden. Die Marlytampons legt man in eine trockene Kompresse und drückt sie darin dann aus.

Wenn man bei Hand- und Fussverbänden die Finger resp. Zehen mit einwickelt, so muss man dazwischen immer etwas Marly oder Watte legen.

Auf die mit Marly bedeckte Wunde kommt eine Schicht Watte[1]), Lignin etc. und zum Schluss die Binde (vgl. Kapitel VII).

In der Privatpflege muss man sich, wie schon früher bemerkt, mit der aus der Apotheke erhältlichen sterilisierten Marly begnügen, die gewöhnlichen Zwecken vollauf entspricht. Öffnen muss man die Päckchen, bevor man sich die Hände gewaschen hat, darf dabei aber die Marly selbstverständlich mit den Fingern nicht berühren. Im Notfalle kann man auch die Kompressen in einem gewöhnlichen Gefässe kochen und im feuchten Zustande auf die Wunde legen. Soll der Verbandstoff jedoch trocken sein, so muss er geplättet werden.

---

[1]) Um bei stark eiternden Wunden die Wäsche vor dem Beschmieren zu schützen, fixiert man über den Verband eine Schicht sterilisierte unentfettete Watte. Diese sog. Polsterwatte lässt eitrige Flüssigkeit nicht so leicht durch.

VII.
Das Anlegen der Binden.

In früherer Zeit verwandte man zum Fixieren der Verbandstoffe nur dicke und feste Binden aus Lein, Flanell usw., wozu man die Technik genau erlernen musste. Heutzutage benutzt man aber hauptsächlich Marly, die sich den Konturen des Körpers glatt anlegt und daher beim Umwickeln auch keine weiteren Schwierigkeiten bereitet.

Aus nämlichem Grunde soll hier auch nicht der ganze Kursus der Verbandslehre behandelt, sondern nur das Wesentliche nebst einigen praktischen Handgriffen erwähnt werden.

Beim Umwickeln einer Extremität ist die Bindentour immer in aufsteigender Richtung — also von der Peripherie zum Zentrum hin — zu führen, damit eine Blutstauung nach Möglichkeit vermieden werde. Das Ende ist so schräg anzusetzen, dass die nächstfolgenden Touren es ordentlich festhalten. Für gewöhnlich muss die Binde locker liegen, um eben nur ein Verschieben der Verbandstoffe zu verhindern (das bezieht sich ganz besonders auf Abszesse und Phlegmonen). Wird mehr als eine Binde gebraucht, so ist mit der zweiten dort zu beginnen, wo die erste aufgehört hat, dann lässt sich beim Abwickeln das Ende der ersten viel leichter finden.

Zweifellos verlangen von allen Verbänden die grösste Übung und Erfahrung diejenigen des Kopfes. Gut halten können sie nur, wenn die einzelnen Touren so geführt werden, dass sie nach Möglichkeit stets den grössten Umfang des Kopfes umfassen: Geht

z. B. die eine Hälfte der Bindentour quer über die Stirn, so muss die andere den Hinterkopf mehr im Nacken umschliessen; bedeckt die eine den Winkel zwischen Hals und Unterkiefer, so hat die

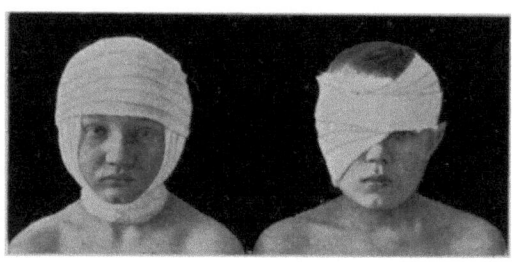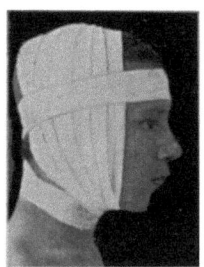

Fig. 47. Kopfverbände.

andere nicht gerade den Scheitel, sondern die Partie um den Haarwirbel zu treffen; läuft eine links vor dem Ohre, so soll die andere rechts hinter dem Ohre vorbeigehen usw. (vgl. Fig. 47).

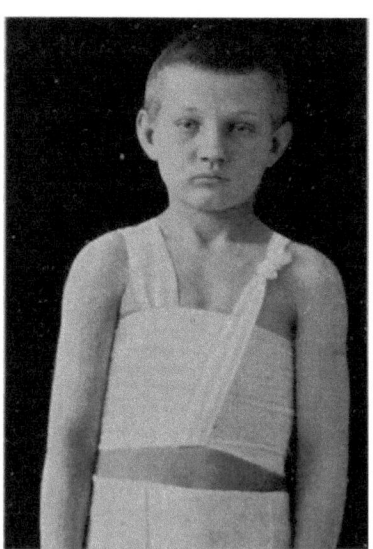

Fig. 48. Brustverband.

Bei allen Kopfverbänden, wo die Ohren mit eingeschlossen werden sollen, muss man in den Gehörgang und hinter die Muschel etwas Watte legen. Laufen die Touren unter dem Kinn vorbei, so hat der Patient während des Anlegens der Binde den Mund offen zu halten. Tut er das nicht, so kann der Verband leicht zu fest werden und dann Schmerzen verursachen. Den Kopf hält eine Gehilfin während des Verbindens mit der einen Hand am Kinn und mit der anderen am Hinterkopf oder an den Ohren fest.

Wenn man einen Halsverband macht, so muss man gewöhnlich den Kopf und bisweilen auch die Brust mit einwickeln; sonst verschiebt sich die Marly infolge der Bewegungen leicht, und die Wunde bleibt dann unbedeckt.

Brustverbände haben die Neigung herunterzurutschen. Um dem vorzubeugen, soll man vor dem Anlegen der Binde ein längeres Marlystück über die eine Schulter legen und nach dem Verbinden die herunterhängenden Enden nach oben heben, um sie über der anderen Schulter zuzubinden (Fig. 48).

Bauchverbände dagegen verschieben sich leicht nach oben. Man muss daher einen oder beide Oberschenkel durch einige Bindentouren mit in den Verband einschliessen. — In den Fällen, wo man um den Leib ein Handtuch legt, soll man des besseren Haltes wegen an demselben oberhalb der Hüftgelenke sog. Schenkelbänder (die um die Oberschenkel laufen) mit Sicherheitsnadeln

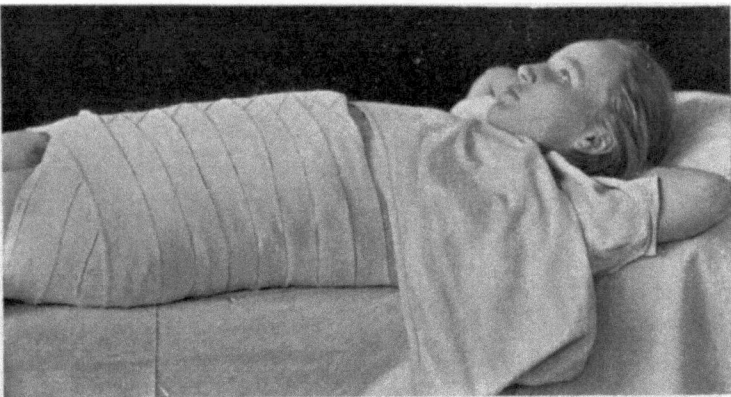

Fig. 49. Ein aus Binden zusammengesetzter Verband für den Bauch.

befestigen. — Bei Frauen mit stark entwickelten Hüften liegen aber solche einfache Verbände meistenteils nicht glatt an. Es empfiehlt sich dann folgendes Verfahren: auf eine Flanellbinde von $1/2$ m Länge und 7—8 cm Breite werden ebenso breite Bindenstreifen von 2 m Länge der Quere nach aufgenäht, und zwar so, dass der nächstfolgende untere den vorhergehenden oberen in seiner halben Breite deckt und beide Enden gleich lang sind (also 1 m). Legt man dann die Patientin auf solch eine zusammengesetzte Binde in der Weise, dass die Wirbelsäule gerade auf den Längsstreifen zu liegen kommt, und kreuzt die entsprechenden Enden der quer verlaufenden Streifen vorne über dem Bauch, so erhält man einen dem Leibe allseits gut anliegenden Verband (Fig. 49).

Um die Aftergegend legt man gewöhnlich eine T-Binde.

Den Querstreifen befestigt man um den Leib, während man den längs dem Kreuzbein herunterlaufenden senkrechten Bindenteil zwischen den Beinen nach vorne durchzieht und an den ersten (queren) anbindet. Damit der Patient es bequemer habe, schneidet man den senkrechten Streifen etwa von seiner unteren Hälfte an in zwei Schenkel und knüpft sie zu beiden Seiten des Nabels an den quer um den Leib gelegten Teil der T-Binde.

Beim Verbinden des Beckens, inklusive Oberschenkel, hat man darauf zu achten, dass der Kranke das Bein im Hüftgelenke nicht gebeugt, sondern gestreckt halte (Fig. 50).

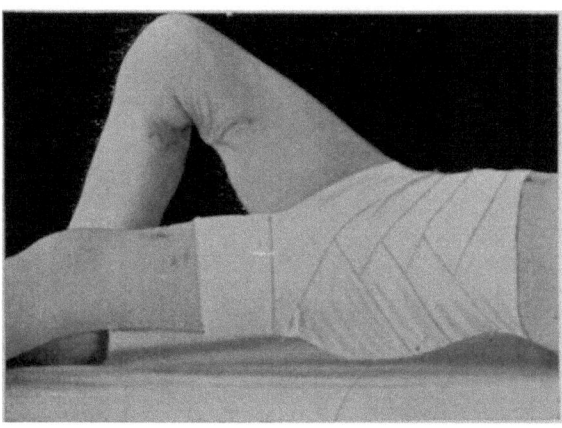

Fig. 50. Wie das Bein beim Anlegen eines Verbandes um die Hüfte zu halten ist.

Um das Heruntergleiten eines Oberschenkelverbandes zu verhüten, muss man mit einigen Touren auch das Becken mit hineinnehmen. Ebenso ist das Knie resp. der untere Abschnitt des Oberschenkels beim Verbinden des Unterschenkels (falls die Wadenmuskulatur schlecht entwickelt ist) mit einzuwickeln.

Für Kompressionsverbände des Unterschenkels (bei Venenerweiterung, chronischen Geschwüren) eignen sich Marlybinden nicht, da sie sehr schnell nachgeben; in solchen Fällen sind dann Heftpflasterstreifen oder Flanellbinden zu gebrauchen. Letztere dürfen aber nicht das Bein in zirkulären Touren mit Renversés umschliessen, sondern müssen ohne jede Faltenbildung spiralförmig bis unter das Knie hinauflaufen, dort einmal herumgehen, dann wieder herunter in der gleichen Weise und so fort, bis alle blossen

Stellen bedeckt sind. Der Fuss ist selbstverständlich auch einzuwickeln, damit er nicht anschwelle, und nur die Zehen sind frei zu lassen (Fig. 51).

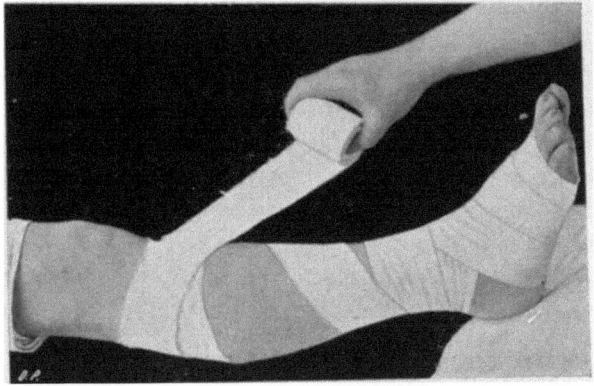

Fig. 51. Spiralförmiger Unterschenkelverband.

Wenn das Bein in eine Volkmannsche Schiene gelegt werden soll, so muss man letztere vorher erst gut mit Watte auspolstern[1]).

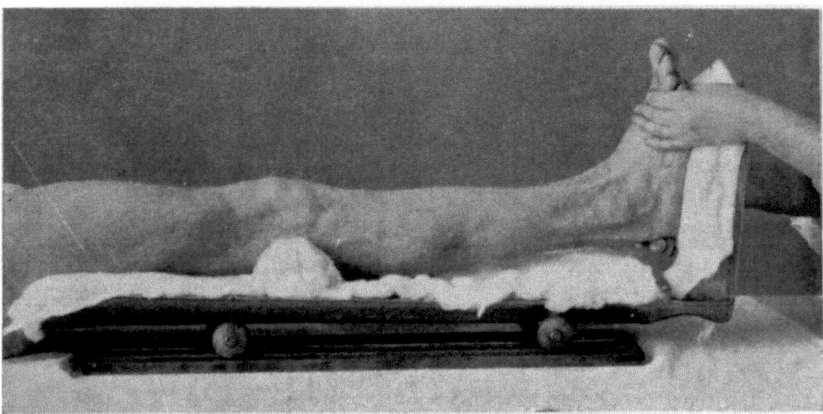

Fig. 52. Schienenverband fürs Bein.

Hierbei kommt es darauf an, dass 1. die Hacke und Achillessehne ganz frei bleiben; 2. der Fuss sich zum Unterschenkel im

---

[1]) Zum Auspolstern der Schienen eignet sich am besten unentfettete Watte, da diese sich nicht so leicht ballt; in heisser Jahreszeit ist Lignin sehr gut.

rechten Winkel befindet und 3. unter dem Knie eine kleine Watterolle liegt (damit das Bein nicht vollständig gestreckt ist) Fig. 52.

Damit Verbände um die **Finger** oder solche, die die ganze Hand einschliessen sollen, nicht abrutschen, ist das Handgelenk mit einzubinden, — hierbei müssen aber die Kreuzungen der Touren auf dem Handrücken und nicht auf der inneren Seite erfolgen.

In derselben Weise sind die Binden auch am **Fuss** anzulegen.

Soll der **Vorderarm** nebst der Hand auf eine Schiene gelagert werden, so darf man die Finger nicht gerade ausgestreckt einwickeln, sondern muss ihnen durch Unterschieben von Watte eine gebeugte Stellung geben (Fig. 53)¹).

Um das **Ellenbogengelenk** richtig zu verbinden, soll man den Arm in eine rechtwinkelige Stellung bringen und, nach dem

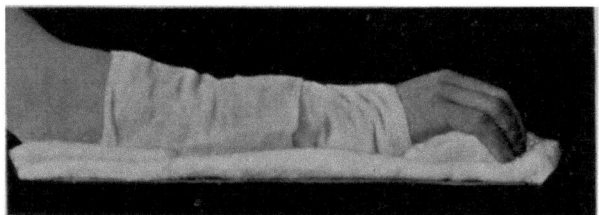

Fig. 53. Schienenverband für den Vorderarm.

Anlegen des Verbandes, mittelst eines dreieckigen Tuches (Mitella) in dieser Lage fixieren.

Während man einen Verband um das **Schultergelenk** legt, fordere man den Kranken auf, den Arm nicht vom Körper weit abzuhalten, sondern möglichst gerade herunterhängen zu lassen. Befolgt man diese Vorsichtsmassregeln nicht, so kann die Binde späterhin beim Annähern des Armes an den Brustkorb in der Achsel doch einschneiden, auch wenn sie nicht fest zugezogen worden ist.

Da man Marlybinden meist nur einmal gebraucht, so kann man sie beim Abnehmen durchschneiden (wie schon bemerkt auf der der Wunde gegenüberliegenden Seite). Will man aber die Binde wieder benutzen, so muss man sie vorsichtig, ohne dem Patienten irgendwie Schmerzen zu verursachen, entfernen. Hierbei darf man die Binde aber nicht lang herunterhängen lassen,

---

¹) In gerader Stellung werden die Finger meist nur dann verbunden, wenn die durchschnittenen Strecksehnen durch Nähte wieder vereinigt worden sind.

sondern soll sie zu einem Knäuel zusammenfassen, indem man das abgewickelte Stück mit der einen Hand der anderen zureicht.

Statt der Binden wendet man zum Fixieren kleiner Verbände auch vielfach Mastix, Kollodium, Kautschuklösung und Kautschukpflaster an. Bezüglich der drei ersteren Mittel sei folgendes hervorgehoben: Das auf die Verbandstoffe ausgebreitete Marlystück muss allseitig die Ränder wenigstens um 1—2 Finger breit überragen, um nach Aufpinseln einer der Lösungen mit der Haut genügend fest verkleben zu können. — Beim Gebrauch von Kautschukpflaster ist darauf acht zu geben, 1. dass beim Auflegen der Verbandstoffe die Watteschicht die Marly nicht überrage, 2. dass die Heftpflasterstreifen genügend lang seien, damit die an der Haut haftenden Enden sich nicht so leicht ablösen können, und 3. dass die Streifen so angeklebt werden, dass sie bei Bewegungen ein Sichabheben der Verbandstoffe von der Wunde nicht zulassen (also beispielsweise am Rumpfe nicht in der Längsrichtung, sondern mehr der Quere nach verlaufen). Von Wichtigkeit ist ferner noch, dass das Pflaster nicht immer auf ein und dieselbe Hautstelle zu liegen kommt, da sonst letztere rot wird und sich leicht entzündet.

Vor dem Anlegen eines Extensionsverbandes muss die Haut erst rasiert werden. Damit die Pflasterstreifen einschneiden, sind die Ränder derselben in gewissen Abständen etwas einzukerben. Über das Weitere siehe unter Kapitel II.

Um Pflasterverbände schmerzlos abnehmen zu können, bestreiche man sie einige Minuten vorher mit Benzin oder Terpentinöl.

Gipsbinden werden mittelst eines besonderen Apparates, oder, wie gleich beschrieben werden soll, mit den Händen zubereitet. Da der Gips leicht aus der Luft Feuchtigkeit anzieht und dadurch die Fähigkeit zu erhärten verliert, ist er vor dem Gebrauch immer erst auf seine Güte zu prüfen[1]). Aus demselben

---

[1]) Man rührt etwas Gips mit Wasser zu einem dicken Brei an; wird er nach einigen Minuten nicht vollständig hart, so ist er unbrauchbar. Die Probe kann man ebensogut auch so machen, dass man einen Gegenstand mit einer Gipsbinde umwickelt.

Grunde soll man Gipsbinden auch nicht viel vorrätig halten, sondern sie erst kurz vor dem Verbande fertig machen. Falls kein Apparat vorhanden ist, hat das Bereiten derselben in folgender Weise zu geschehen: Auf den etwa fingerdick aufgestrichenen Gips kommt der abgerollte Bindenanfang zu liegen; nachdem dann reichlich Gips darauf gestreut worden ist, wird mit der Handkante das Überschüssige leicht abgestrichen und die Binde ganz locker aufgewickelt usf. (Fig. 54). Eine richtig hergestellte Gipsbinde erkennt man nach Prof Pels-Leusden daran, dass sie auf der Unterlage nicht vollständig rund bleibt, sondern sich ein wenig abplattet — oval wird (der vertikale Durchmesser muss also kürzer als der horizontale sein).

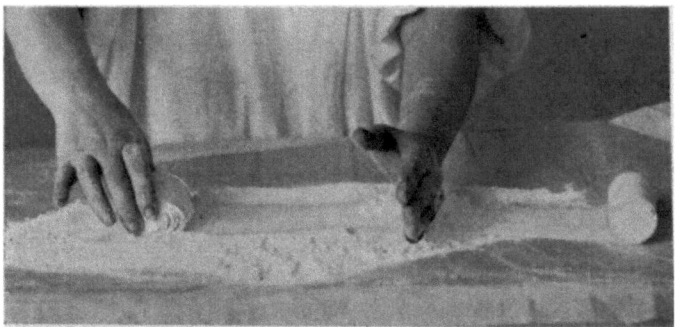

Fig. 54. Wie Gipsbinden gemacht werden.

Als Bindenmaterial benutze man weisse (nicht gelbe, unentfettete) Marly und bereite daraus etwa 4—5 m lange Gipsbinden, jedenfalls nicht zu dick, da sonst das Wasser nur sehr langsam oder gar nicht bis zum Zentrum eindringt. Kurz vor dem Gebrauche legt man sie einzeln in warmes Wasser[1]) und nimmt sie erst dann heraus, wenn keine Luftblasen mehr aufsteigen, drückt sie etwas aus und reicht sie, nachdem man das Ende ein wenig abgewickelt hat, dem Arzte zu. — Wenn die Schwester beim Anlegen des Verbandes mithilft, so darf sie die Binde nicht anziehen, sondern soll sie gleichsam, ihrer eigenen Schwere überlassend, abwickeln und darauf glatt streifen.

Zum Verstärken des Verbandes schmiert man die Oberfläche

---

[1]) Setzt man dem Wasser etwas Alaun hinzu, so trocknen die Gipsbinden schneller.

noch mit Gipsbrei ein, den man aus Gipsmehl mit Wasser im Verhältnis von 3 : 2 einrührt[1]).

Das Abnehmen geschieht gewöhnlich vermittelst einer Gipsschere; feuchtet man jedoch den Verband mit Essig an, so kann man ihn selbst mit einem Federmesser durchschneiden.

Um die Hände während des Hantierens mit Gips zu schonen, reibe man sie vorher mit Vaselin ein. Zum Abwaschen nehme man etwas Essig, das den Gips viel leichter und besser entfernt als Salz.

In Ableitungsröhren darf man Gipswasser natürlich nicht giessen.

---

[1]) Damit der Gips beim Abbröckeln nicht die Diele beschmiere, wickele man zum Schluss eine Marlybinde um den Verband.

VIII.
Die erste Hilfe in Notfällen.

Bei einem Unglücksfalle oder einer plötzlichen Erkrankung ist es die Aufgabe der Schwester, dem Patienten bis zum Erscheinen des Arztes die erste Hilfe zu leisten. Hierbei muss sie mit Ruhe und grosser Umsicht vorgehen, ja nicht selten noch die Angehörigen von Handlungen abhalten, die, wenn auch wohlgemeint, für den Kranken aber mit einem gewissen Risiko verbunden sein können.

Liegt eine **Verwundung** vor, so besteht die Hauptsorge darin, dass der Organismus nicht durch einen Verband mit sogenannten „reinen Leinläppchen" infiziert werde. Es schadet durchaus nichts, wenn eine Wunde so lange offen bleibt, bis sterilisierte Verbandstoffe besorgt oder Leinläppchen durch Auskochen keimfrei gemacht worden sind. Und blutet sie noch ein wenig mehr, so werden die infolge der Verletzung hineingelangten infektiösen Stoffe aus dem Gewebe nur wieder herausgeschwemmt. — Ist der Verlust an Blut jedoch ein beträchtlich grosser, so muss man bei Verletzungen an den Extremitäten zentralwärts einen Gummischlauch[1]) oder sonst einen sich dazu eignenden Stoff fest

---

[1]) Wenn ein Gummischlauch umgelegt werden soll, so geschieht das leicht in folgender Weise: Das Ende mit dem Haken hält man in der Linken, während die Rechte, das freie Stück anspannend, es um das Glied führt, bis die so gebildete Schlingentour von der Linken gefasst werden kann. Dasselbe Manöver wiederholt man entsprechend der Länge des Schlauches einigemal, um zum Schluss den Haken in eines der Kettenglieder zu befestigen. — Den Gummischlauch etwa in der Mitte seiner Länge um das Glied zu legen, dann unter starker Anspannung beide Enden auf der anderen entgegengesetzten Seite zu kreuzen und in dieser Weise fortzufahren, ist nicht so empfehlenswert.

umbinden, dort aber, wo das nicht durchführbar ist (wie an Kopf und Rumpf), die Umgebung komprimieren und erst nach Beschaffung zuverlässig steriler Marly, Watte etc. die Wunde selbst tamponieren.

Fühlt sich der Körper des Verunglückten bereits kühler an — der Puls klein, Haut und Schleimhäute blass —, so lagere die Schwester den Kopf niedrig, die Beine hoch und wickele den ganzen Körper in warme Decken ein. Zur Hebung der Herztätigkeit kann sie dann heisse Getränke mit einem Zusatz von Alkohol geben und warme Einläufe in den Mastdarm machen.

Die Reinigung der Wunde besorgt der Arzt selbst. Wenn jedoch Kleiderfetzen, Haare, Erde oder sonst leicht zu entfernende Gegenstände daranhaften, so möge die Schwester sie beseitigen; im allgemeinen soll sie aber die Wunde nicht anrühren. Ganz speziell ist noch davor zu warnen, bei penetrierenden Bauchwunden vorgefallene Netzteile oder Darmschlingen zu reponieren. Um diese bis zum operativen Eingriffe vor Infektion von aussen zu schützen, kann die Schwester nur grössere sterile Marlykompressen darüberlegen und den Leib mit einer Binde umwickeln.

Wenn der Verunglückte keine äusseren Körperverletzungen davongetragen hat, dabei aber über starke Schmerzen klagt und eventuell noch aus Nase, Mund, Ohren, Geschlechtsteilen oder After blutet, so ist mit grösster Wahrscheinlichkeit auf eine gefährliche **Beschädigung innerer Organe** zu schliessen. Nicht selten fehlt jedoch jedes darauf hindeutende Symptom, ja es kann der Verletzte sich noch relativ wohl fühlen und dennoch in grösster Lebensgefahr schweben. Aus diesem Grunde muss man bei der geringsten Vermutung einer inneren Verletzung den Kranken liegen lassen und darf ihm nur dann zu trinken geben, falls man mit Sicherheit eine Ruptur der Eingeweide ausschliessen kann.

Hält der Kranke nach einem Unfall den Arm oder das Bein in einer abnormen Stellung, so liegt es nahe, eine **Verrenkung** oder einen **Knochenbruch** anzunehmen. In solch einem Falle soll die Schwester den Patienten nur bequem lagern und das schmerzhafte Glied unterstützen. Ist jedoch zwischen den beiden Gelenkenden eines Knochens im Verlaufe seines Schaftes eine Knickung oder gar Beweglichkeit zu konstatieren, so liegt mit Sicherheit ein Knochenbruch vor. Dann hat die Schwester, besonders wenn bei der geringsten Bewegung arge Schmerzen auftreten, durch Gegenzug die beiden Enden an der Bruchstelle nach Möglichkeit auseinander zu bringen und die Extremität mittelst Papp-, Holzschienen, Stöcken etc. in normaler Lage zu fixieren.

Ist in der Nabel- oder Leistengegend plötzlich eine schmerzhafte Schwellung aufgetreten, so deutet das in den meisten Fällen auf einen **eingeklemmten Bruch** hin. Dem Kranken dürfte dann ein Eisbeutel oder noch besser ein prolongiertes warmes Vollbad eine gewisse Erleichterung schaffen. Unter keinen Umständen soll aber die Schwester den Versuch machen, den Bruch zu reponieren, oder gar dem Patienten selbst resp. anderen gestatten, solche Manipulationen auszuführen.

Bei mehr plötzlich auftretender **Stuhlverstopfung**, die noch mit Auftreibung des Leibes verbunden ist, darf die Schwester dem Kranken ja kein Abführmittel eingeben, weil dadurch der Zustand nur noch gefährlicher werden kann.

Nach Verschlucken eines **Fremdkörpers** fahre man dem Kranken mit dem Finger in den Rachen. Durch diesen Griff werden dann Brechbewegungen ausgelöst, und der betreffende Gegenstand kommt (mitunter wenigstens) wieder heraus. — Ist etwas ins Auge geraten, so spüle man es in der Richtung zum inneren Augenwinkel mit abgekochtem Wasser vorsichtig aus. — Fremdkörper, die in der Nase oder im Ohre stecken, rühre man nicht an, denn 1. kann man dieselben dabei nur noch tiefer hineinschieben und 2. den Patienten leicht verletzen. Sollte in den äusseren Gehörgang jedoch ein Insekt geraten sein, so darf man ohne weiteres etwas Öl hineinträufeln, um wenigstens die unangenehmen Empfindungen zu mildern.

Hat jemand ein **Gift** eingenommen, so muss die Schwester denselben Handgriff anwenden, wie zum Entfernen eines Fremdkörpers aus der Speiseröhre — also durch Reizen der Rachenschleimhaut Erbrechen hervorrufen. Wenn das aber nicht sofort zu dem gewünschten Resultate führt, so soll sie, falls eine Sonde zur Hand ist, schnell den Magen mit recht viel Wasser, Milch etc. ausspülen[1]).

Welche Mittel innerlich zu geben sind, hängt von dem betreffenden Gifte ab. Kann die Schwester von dem Kranken nicht

---

[1]) Bei Verbrennungen resp. Ätzungen mit Säuren oder Laugen darf der Magenschlauch jedoch nicht eingeführt werden, da dadurch die ohnehin verletzte Speiseröhre nur noch mehr lädiert wird.

erfahren, was er eingenommen hat, so muss sie alle vorhandenen Medizinflaschen, Pulver oder Pillen, sowie auch das Erbrochene, den Stuhl und Urin für den Arzt aufbewahren und nach den gelernten Vorschriften selbst ein Gegenmittel verabreichen [1]).

Bei ausgedehnten **Verbrennungen** sind Bäder das Beste; in Ermangelung einer Wanne — Kompressen aus Tonerde, Bleiwasser, Borsäure, Sodalösung, Alkohol etc.

Bei **Erfrierungen** reibt man die betreffenden Körperteile tüchtig mit Schnee oder kalten nassen Tüchern ab. In ein warmes Zimmer darf man einen Erfrorenen nicht sofort hinüberbringen; ebenso soll man auch mit dem Einhüllen in warme Decken nicht zu eilig sein.

Wie man die **künstliche Atmung** macht (z. B. bei Ertrunkenen oder überhaupt beim Aussetzen des Atmens), ist bereits im Abschnitte „Die Narkose" besprochen worden.

---

[1]) Die hauptsächlichsten Gegenmittel sind: Bei **Verbrennungen mit einer Säure** — Soda, Selterswasser, Milch, gebrannte Magnesia, Kalkwasser, Seifenwasser, pulverisierte Kreide in Wasser aufgeschwemmt;

bei **Laugenätzung** — reichlich Wasser mit Zusatz von Zitronen-, Essig- oder Salzsäure;

bei **Sublimatvergiftung** — Milch, Eiereiweiss, Zuckerwasser, Magnesia usta;

bei **Arsenikvergiftung** — dieselben;

bei **Karbolvergiftung** — dieselben und Alkohol;

bei **Morphiumvergiftung** — Kali hypermanganicum und Wasserstoffsuperoxyd;

bei **Phosphorvergiftung** — Terpentinöl; jedoch nichts Fetthaltiges, also auch keine Milch.

IX.
Der Transport von Kranken.

Zum Krankentransporte benützt man speziell dazu hergestellte Tragbahren, auf die man die Patienten möglichst bequem lagert (siehe Kapitel I) und entsprechend der Jahreszeit in Decken und Tücher einhüllt. Am besten wird der Kranke mit dem Kopfe voran getragen, damit der Hintermann sein Gesicht sehen kann. Sind die Träger nicht von gleichem Wuchse, so soll der längere das Kopfende übernehmen.

Um die Bahre vom Boden aufzuheben, muss der Träger, der mit dem Rücken zum Patienten gekehrt steht — also gewöhnlich der Vordermann, sich tief in den Kniegelenken beugen und dabei den Oberkörper möglichst gerade halten, damit er den Kranken nicht berühre resp. stosse. Nachdem sich dann beide die Tragriemen über die Schulter gelegt haben, fassen sie mit den Händen die Tragstangen und heben die Bahre gleichmässig ohne hastige Bewegungen in die Höhe.

Beim Gehen kommt es darauf an, dass beide Träger 1. immer den gleichen Fuss vorsetzen, 2. nicht zu grosse Schritte machen und 3. die Beine im Kniegelenke nicht vollständig strecken. Nur auf diese Weise ist es möglich, einen Patienten, der keine Erschütterung verträgt, vorsichtig zu transportieren.

Für grössere Entfernungen braucht man gewöhnlich einen Sanitätswagen, in den man die Bahre aufhängt. Das Tragen ist für den Patienten jedoch viel schonender und speziell dann angezeigt, wenn es sich um einen schweren Krankheitsfall handelt, wie z. B. bei Blutungen innerhalb des Schädels, grossen Eiterherden in der Bauchhöhle usw. Hieraus folgt für die Schwester überhaupt die Regel, den Transport eines Schwerkranken erst mit Erlaubnis des Arztes vorzunehmen.

Wenn man den Patienten von der Bahre ins Bett oder direkt auf den Operationstisch heben soll, so müssen die Träger sie selbstverständlich auch richtig hinstellen und den Kranken nach den in Kapitel II angegebenen Vorschriften anfassen. Hierzu lassen sie sich auf ein Knie nieder, während sie das im Kniegelenk mehr weniger rechtwinkelig gebeugte andere Bein mit dem Fusse auf den Boden stützen, heben dann den Kranken zunächst aufs Knie, ziehen ihn auf die eigene Brust und richten sich langsam auf, indem sie sich ein wenig nach hinten überbeugen. — Ist der Patient sehr schwer, so können, falls mehrere Gehilfen zugegen sind, die einen die Bahre halten (wie beim Transporte), während die anderen, ohne sich dabei bücken zu müssen, den Kranken abheben.

Zum Schluss wäre noch zu erwähnen, wie Patienten aus einem Stockwerk in das andere zu befördern sind.

Um einen Patienten die Treppe hinauf oder hinunter zu tragen, muss man die Bahre möglichst horizontal halten; lässt sich das aber nicht durchführen, so soll man für gewöhnlich das Kopfende höher heben (also treppauf — den Kopf voran, treppab — die Füsse voran).

Darf der Kranke auf einen Stuhl gesetzt werden, so stellen sich die Träger zu beiden Seiten auf, legen die Arme des Patienten sich um den Nacken und fassen an den Rändern des Sitzes an. Ist die Treppe jedoch schmal, so übernimmt treppauf der Vorangehende die Lehne, indem er rückwärts hinaufsteigt, und der Nachfolgende — die Stuhlbeine; treppab geschieht es in folgender Weise: derjenige, der an den Beinen angefasst hat, geht, mit dem Gesicht zum Kranken gewandt, voraus, der andere, der die Lehne hält, hinterher.

Verlag von J. F. Bergmann in München und Wiesbaden.

Soeben erschienen:

Schwestern-Lehrbuch
zum Gebrauch für
Schwestern und Krankenpfleger
von

Privatdozent Dr. **Walter Lindemann,**
ehem. Oberarzt der Frauenklinik Halle a. S.

Zweite und dritte Auflage mit 366 Abbildungen im Text.

1920. Preis gebunden Mk. 24.—.

Aus dem Inhalt:

A. Vorbereitender Teil. I. Teil. Lehre vom gesunden Menschen. II. Teil. Der kranke Mensch. III. Teil. Lehre vom Schutz gegen Krankheiten und deren Heilung. B. Praktischer Teil.

Aus Besprechungen über die erste Auflage.

Dieses ausgezeichnete Buch, das als eine der glücklichsten Bereicherungen des Bildungsstoffes für Schwestern angesehen werden kann, ist aus Vorträgen entstanden, die der Verfasser als Lehrer der Krankenpflegeschule in Halle gehalten hat. Sein Inhalt entspricht auf das Genaueste den Vorschriften, die vom Kultusministerium für das „staatliche Examen für Krankenpflegepersonen" am 10. Mai 1917 herausgegeben wurden.

Die Ausführung ist eine selten geschickte und anregende. Als erstes werden „Anatomie" und „Physiologie" besprochen; dem folgt „Der kranke Mensch". Der „Infektion" und den „Infektionskrankheiten" mit anschließender „Desinfektionslehre" gilt ein weiterer Abschnitt und besonders eingehend ist der „Praktische Teil" behandelt, in dem sehr gute Originalzeichnungen die Anschaulichkeit noch erhöhen.

„Die Schwester".

Fortbildungsvorträge
für Schwestern

von

Professor Dr. **Kulenkampff** in Zwickau.

Preis Mk. 18.—.

Verlag von J. F. Bergmann in München und Wiesbaden.

Lehrbuch der Massage.

I. Teil:
Der Bau des menschlichen Körpers und die Funktion seiner Organe.

II. Teil:
Die Technik der Massage und ihr Einfluss auf den menschlichen Körper.

Gemeinverständlich dargestellt von

Dr. med. J. H. Lubinus,
Spezialarzt für Orthopädie und
Leiter der staatlich genehmigten Bildungsanstalt für Heilgymnastik in Kiel.

Mit 73 Abbildungen.

Zweite vermehrte Auflage.

Preis gebunden Mk. 3.—, Teuerungszuschlag 30 Pfg.

Das Lehrbuch unterscheidet sich von ähnlichen für Laien bestimmten Leitfäden der Massage dadurch, dass es durch sehr ausführliche, mehr als die Hälfte des Buches einnehmende anatomische und physiologische Ausführungen dem Schüler das Verständnis für sein Vorgehen klarzumachen versucht. Der die Technik der Massage selbst behandelnde Teil zeichnet sich durch Einfachheit, Klarheit und Präzision aus, auch die beigegebenen Abbildungen sind durchweg gut und anschaulich. Somit kann auch die neue Auflage als praktisch für den Unterricht brauchbar nur bestens empfohlen werden.
Deutsche Medizinische Wochenschrift.

Lehrbuch der Medizinischen Gymnastik

Von

San.-Rat Dr. J. H. Lubinus,
Leiter der staatl. genehmigten Lehranstalt für Heilgymnastik in Kiel.

Mit 117 Abbildungen im Text.   *Preis gebunden Mk. 4.60.*

Wollen und Können

der Weg zum Erfolg.

Populäre Gesundheitspflege des Geistes und der Nerven.
Vierte vermehrte Auflage der „Hygiene der geistigen Arbeit".

Von Sanitätsrat Dr. med. Otto Dornblüth,
Nervenarzt in Wiesbaden.

Preis gebunden Mk. 5.—

Hierzu Teuerungszuschlag.

Verlag von J. F. Bergmann in München und Wiesbaden.

Grundriss der Säuglingskunde.

Ein Leitfaden für Schwestern, Pflegerinnen und andere Organe der Säuglingsfürsorge

von

Professor Dr. **St. Engel** in Dortmund.

Mit 79 Textabbildungen.

nebst einem

Grundriss der Säuglingsfürsorge

von

Dr. **Marie Baum**, Karlsruhe in Baden.

Mit 14 Textabbildungen.

Neunte und zehnte umgearbeitete Auflage.

Preis geh. Mk. 26.—, geb. Mk. 28.80.

Ein ganz hervorragend gut geschriebenes Buch, das populär im besten Sinne des Wortes zu nennen ist. Auch der Arzt wird in dem Buche manche Anregung finden, vor allen Dingen hat er guten Grund, es in seiner Klientel warm zu empfehlen. *Der Kinderarzt.*

*Grundriss der Gesundheitsfürsorge

zum Gebrauch für

Schwestern, Kreisfürsorgerinnen, Sozialbeamtinnen und andere Organe der vorbeugenden offenen Fürsorge bestimmt.

Unter Mitwirkung von

Anna von Gierke, Dr. med. Josephine Höber, Regierungsrat Dr. Hans Kampffmeyer, Dr. Siegfried Kraus, Dr. Marie Kröhne, Anna Pappritz, Dr. Schellmann, Dr. med. Laura Turnau,

herausgegeben von

Dr. **Marie Baum**, Karlsruhe.

Mit 59 Abbildungen im Text und 1 farbigen Tafel.

Preis Mk. 22.—.

Auszug aus Besprechungen:

.... So bringt das Buch in knapper aber anschaulicher, auch für den Laien verständlicher Weise das grosse Gebiet der vorbeugenden sozialen Fürsorge zur Darstellung, das jetzt freilich noch in den Anfängen steckt, dessen Notwendigkeit aber mehr und mehr erkannt wird. Möge das Buch recht eifrig gelesen und durchdacht werden. *Monatsschrift f. öffentl. Gesundheitspflege.*

* Hierzu Teuerungszuschlag.

Verlag von J. F. Bergmann in München und Wiesbaden.

Leitfaden zur Pflege der Wöchnerinnen und Neugeborenen.
Von Dr. Heinrich Walther, Medizinal-Rat, Professor an der Universität Giessen, Frauenarzt, Hebammenlehrer. Sechste vermehrte und verbesserte Auflage. Mit 43 Textfiguren und 25 Temperaturzetteln. 1918. Preis gebunden M. 5.60.

Die Ernährung des Säuglings.
Eine kurze Darstellung zum praktischen Gebrauche für Studierende und Ärzte. Von Professor Dr. St. Engel, leitender Arzt des städtischen Säuglingsheims, der Kinderabteilung des städtischen Krankenhauses, sowie des Säuglings- und Kinderschutzes der Stadt Dortmund. Mit einem Geleitwort von Geh. Rat Professor Dr. Arthur Schlossmann. Mit 15 Abbildungen im Text. 1917. Preis M. 3.20.

Der Unterricht in der Säuglings- und Kleinkinderpflege.
Ein Leitfaden für Lehrerinnen und Wanderlehrerinnen. Mit Lehrplan und Unterrichtsanweisung. Im Auftrage des Vereins für Säuglingsfürsorge im Regierungsbezirk Düsseldorf verfasst von Herta Schulz, Wanderlehrerin für Säuglings- und Kleinkinderfürsorge. Mit einem Vorwort von Geh. Rat Prof. Dr. Arthur Schlossmann, Direktor der akademischen Kinderklinik und Vorsitzender des Vorstandes des Vereins für Säuglingsfürsorge im Regierungsbezirk Düsseldorf. Mit 2 Tafeln. 1917. Preis gebunden M. 2.40.

Physiologie, Pflege und Ernährung des Neugeborenen
einschliesslich der Ernährungsstörungen der Brustkinder in der Neugeburtszeit. Von Dr. Rud. Th. von Jaschke, Professor für Geburtshilfe und Gynäkologie, Direktor der Univ.-Frauenklinik in Giessen. Mit 94 Abbildungen im Text und auf 4 Tafeln. Deutsche Frauenheilkunde, Geburtshilfe, Gynäkologie und Nachbargebiete in Einzeldarstellungen. Dritter Band. 1917. Preis Mk. 25.—. Subskriptionspreis für Abonnenten der „Deutschen Frauenheilkunde". Mk. 21.50.

Säuglings-Ernährung und Säuglings-Stoffwechsel.
Ein Grundriss für den praktischen Arzt. Von Leo Langstein, Direktor des Kaiserin Auguste-Victoria-Hauses zur Bekämpfung der Säuglingssterblichkeit im deutschen Reiche und Ludwig F. Meyer, 1. Assistent am Kinderasyl und Waisenhaus der Stadt Berlin, Privatdozenten für Kinderheilkunde an der Universität Berlin. Mit 46 Abbildungen im Text. Zweite und dritte umgearbeitete und erweiterte Auflage. 1914. Preis gebunden M. 11.—.

Leitfaden für die Nachprüfungen der Hebammen
von Med.-Rat Dr. Karl Waibel, Bezirksarzt in Kempten. Sechste verbesserte und vermehrte Auflage 1916. Preis gebunden in Leinwand Mk. 2.20.

Lehrbuch der Massage.
I. Teil: Der Bau des menschlichen Körpers und die Funktion seiner Organe. II. Teil: Die Technik der Massage und ihr Einfluss auf den menschlichen Körper. Gemeinverständlich dargestellt von Dr. med. J. H. Lubinus, Spezialarzt für Orthopädie und Leiter der staatlich genehmigten Bildungsanstalt für Heilgymnastik in Kiel. Mit 73 Abbildungen. Zweite vermehrte Auflage. 1917. Preis gebunden Mk. 8.—.

Hierzu Teuerungszuschlag.

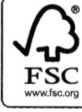

MIX
Papier aus verantwortungsvollen Quellen
Paper from responsible sources
FSC® C105338

If you have any concerns about our products,
you can contact us on
ProductSafety@springernature.com

In case Publisher is established outside the EU,
the EU authorized representative is:
**Springer Nature Customer Service Center GmbH
Europaplatz 3, 69115 Heidelberg, Germany**

Printed by Libri Plureos GmbH
in Hamburg, Germany